# 专科专病
# 康复养生操

主编 徐东娥 郭巧英

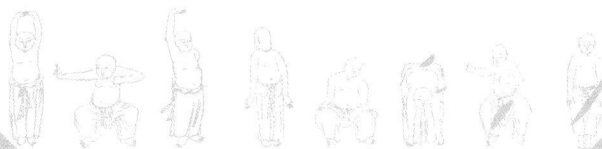

全国百佳图书出版单位
中国中医药出版社
·北 京·

**图书在版编目（CIP）数据**

专科专病康复养生操 / 徐东娥，郭巧英主编.
北京：中国中医药出版社，2025.5（2025.11 重印）
ISBN 978-7-5132-9473-7

Ⅰ. R161.1；R247.9

中国国家版本馆 CIP 数据核字第 2025RC0928 号

**中国中医药出版社出版**

北京经济技术开发区科创十三街 31 号院二区 8 号楼
邮政编码　100176
传真　010-64405721
廊坊市佳艺印务有限公司印刷
各地新华书店经销

开本 710×1000　1/16　印张 17.75　字数 264 千字
2025 年 5 月第 1 版　2025 年 11 月第 2 次印刷
书号　ISBN 978-7-5132-9473-7

定价　79.00 元
网址　www.cptcm.com

**服 务 热 线　010-64405510**
**购 书 热 线　010-89535836**
**维 权 打 假　010-64405753**

**微信服务号　zgzyycbs**
**微商城网址　https://kdt.im/LIdUGr**
**官 方 微 博　http://e.weibo.com/cptcm**
**天猫旗舰店网址　https://zgzyycbs.tmall.com**

# 《专科专病康复养生操》
# 编委会

# 序

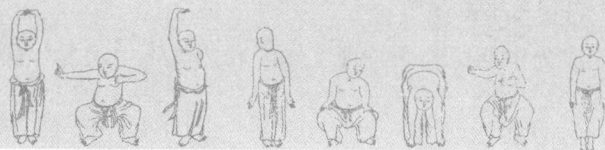

随着健康观念和医学模式的转变，中医药服务不再仅仅局限于疾病的治疗，在预防、康复、养生保健等方面具有独特的优势。2019年10月，中共中央、国务院颁布了《关于促进中医药传承创新发展的意见》，明确指出"要遵循中医药发展规律，大力普及中医养生保健知识和太极拳、五禽戏、八段锦等中医传统方法，大力开展培训，推动中医康复技术进社区、进家庭、进机构"，为进一步发挥中医药防病治病的独特优势和作用指明了方向。

中医传统养生学是中医药文化宝库中一颗璀璨的明珠，强调的是人与自然的和谐统一，通过调整身心，达到预防疾病、增强体质、延缓衰老的目的。随着现代生活节奏的加快，人们越来越重视身体的健康与保健。《专科专病康复养生操》在中医养生理论指导下进行肢体运动康复操训练，不仅能够强身健体，更能够调和气血、舒缓压力，是一种集健身、养生、治病于一体的综合性健康运动。因此，将"专科专病康复养生操"从医院延伸到社区、家庭和养老机构，充分发挥其在疾病康复中的作用，构建"医护康养"一体化的中医药健康服务十分必要。

近年来，浙江省立同德医院充分发挥中西医结合临床护理特色，将中医养生操与临床专科专病康复相结合，以护理单元"一科一操"为载体，建立了患者"康复养生一体化自我管理"护理模式，深受患者及家属肯定。根据多年来的临床实践，医院护理部在出版《中医适宜技术与特色护理实用手册》基础上，梳理了全院专科专病康复养生操的开展状况，编写了《专科专病康复养生操》一书，为康复养生操的推广和应用，更好传承中医药事业发挥了引领与示范作用。

愿本书能成为中西医临床护理工作者和热衷于中医养生保健者的良师益友。

南京中医药大学　　徐桂华

2025 年 2 月

# 前　言

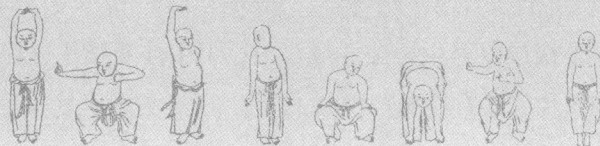

　　随着健康中国行动持续推进，大卫生、大健康观念不断深入，各级医疗机构"以治病为中心"逐渐向"以人民健康为中心"转变，提升人民群众健康素养水平，将健康融入所有政策，动员全社会行动起来，加强政策引导和资源统筹，有效提升了人们的健康意识、增强了以预防为主的理念，为共建共享健康中国奠定了重要基础。

　　中医传统养生学是中医药文化宝库中一颗璀璨的明珠，强调的是人与自然的和谐统一，通过调整身心，达到预防疾病、增强体质、延缓衰老的目的。专科专病康复养生操是以中医基础理论及中国传统养生功法为基础，经简化改良，以促进住院患者康复为主要目标的系列养生操。从临床实践来看，专科专病康复养生操整合了现代医学早期康复理念，有针对性地用于某些病证的治疗或辅助治疗，以达到平衡阴阳、缓解症状和促进康复的目的。

　　近20年来，浙江省立同德医院护理部始终坚持"以人的健康为中心"的护理理念，遵循医院"精业厚生、臻于至善"的院训，成立中医护理专业小组，培养中医护理骨干人才，以专科专病中医护理为方向，在临床广泛开展中医适宜技术，解决患者问题。特别是近年来，以中医治未病理念，开展"一科一操"，促进住院或术后患者早日康复，取得了较好的临床疗效及社会效益。本书的内容，按目前临床分科涉及内、外、妇、儿、骨伤、老年、精神科相关疾病领域，共收集40套专科专病康复养生操，以中医病证参与命名，其中内科类 17 套，外科类 6 套，骨伤科类 5 套，妇儿科类 5 套，老年科类和精神科类 7 套。每章节内容包括概述、具体操作、功效分析、适应证和禁忌证、注意事项等。

每类专科专病康复养生操独立成章节，书中涉及操作过程的关键技术步骤附有直观图片，还有经典短视频 15 个。所有类别康复养生操以促进患者康复为基本出发点，着重针对专科疾病治疗过程实施，专科专病特色更强，简单易学，实用方便，注重将中医养生保健技能与日常功能锻炼方法进行融合与优化，可供中、西医各类医院住院及出院后患者学习与自我保健，也可供临床医护人员学习教学使用。

本书由浙江省立同德医院中医护理骨干历时两年精心撰写而成，在编写过程中，得到了医院领导、临床一线护理人员及部分医院中医护理专家、院校中医护理老师及学生的大力支持，还有视频演示人员吴奕芬、张莉萍、周逸波、翁婷婷，在此深表感谢。由于编者水平有限，书中的一些不足，希望广大读者提出并指正，以便再版修订时不断完善和提高。

编者

2025 年 2 月

# 目　录

# 第一章　内科病证

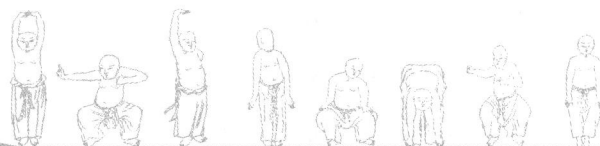

## 第一节
# 喘病手三经拍打操

## 一、概述

经络拍打健身法是从古代流传的"拍击功""排打功""摇身掌"及按摩法等演化而来以强身健体为主要目的的保健拍打，是属于传统按摩疗法中的一种常规手法。即以手指、掌、拳等拍击穴位或患处，以达到祛病防病和健康身心的效果，其轻者为"拍"，重者为"打"。上肢有丰富的穴位及多条经脉循行，与脏腑、大脑相关联，通过刺激穴位、拍打经脉，促进身体的各个脏腑组织中营卫气血的运行，使之发挥生理功能。

喘病（慢性阻塞性肺疾病急性加重期，简称 AECOPD）手三经拍打操，通过拍打患者上肢手太阴肺经、手阳明大肠经、手少阴心经，刺激各相关穴位及经脉，改善内脏供血，促进血液循环及组织换气，提高呼吸肌的肌力和耐力，同时增强脾胃运化功能，缓解患者紧张、焦虑情绪。同样适用于喘证，包括肺炎、喘息性支气管炎、肺气肿、肺源性心脏病、心源性哮喘等以呼吸困难为主要临床表现的疾病。

## 二、具体操作

扫码看视频

### （一）评估

**1.环境准备**：环境安静，温度 18 ～ 22℃，湿度 50% ～ 60% 为宜。

**2.患者自身准备**：取舒适体位，衣着宽松、舒适，情绪稳定。

**3.患者评估**

（1）局部评估：双上肢如有骨折、扭伤、脱臼未恢复，有皮肤外伤或皮肤明显炎症、红肿、破溃处不宜拍打。

（2）全身评估：患者无意识障碍，配合程度好。

## （二）用物准备

经络拍打板或徒手手掌拍打（以下以手掌为例）。

## （三）操作步骤

### 预备式

取半坐卧位（也可以取卧位或站立位），调神志，调息（自然呼吸），调身（全身心放松，处于舒适状态）。

### 第一式　拍打手太阴肺经（图1-1-1）

❶ 伸出左手，掌心朝上，右手手指自然并拢，掌指关节稍屈曲，手掌呈空杯状，腕关节放松，以腕关节带动手掌进行弹拍。

❷ 从左胸前向手臂内侧桡侧面，沿手太阴肺经，向手掌手指方向由上往下进行拍打，重复 10 ～ 15 次。

在尺泽、孔最、列缺、鱼际等穴位处进行重点拍打。左右动作相同。

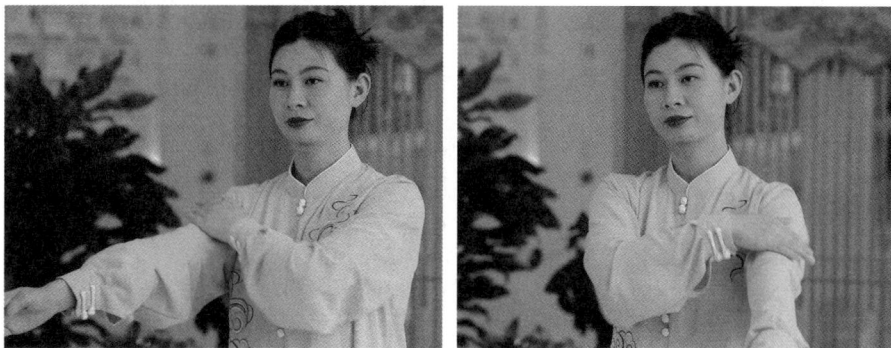

◎ 图1-1-1

**第二式 拍打手阳明大肠经（图1-1-2）**

❶ 伸出左手手掌，掌心朝上，右手手指自然并拢，掌指关节稍屈曲，手掌稍空，腕关节放松，用腕关节带动手掌进行弹拍。

❷ 从左手食指外侧面（商阳穴），沿手阳明大肠经自下而上拍打至肩髃处，重复10～15次。

在合谷、手三里、曲池、阳溪等穴位处进行重点拍打。左右动作相同。

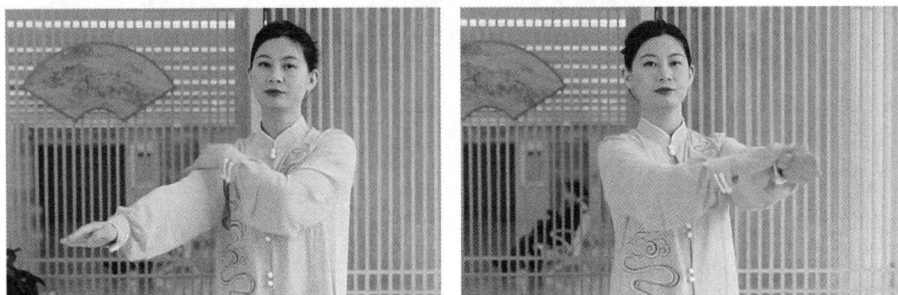

◎ 图1-1-2

**第三式 拍打手少阴心经（图1-1-3）**

❶ 伸出左手手掌，掌心朝上，右手手指自然并拢，掌指关节稍屈曲，手掌稍空，腕关节放松，用腕关节带动手掌进行弹拍。

❷ 从上臂内侧缘后缘，沿手少阴心经，向手掌尺侧手指方向至小指（少冲穴），由上往下进行拍打，重复10～15次。

在通里、神门、少海等穴位处进行重点拍打。左右动作相同。

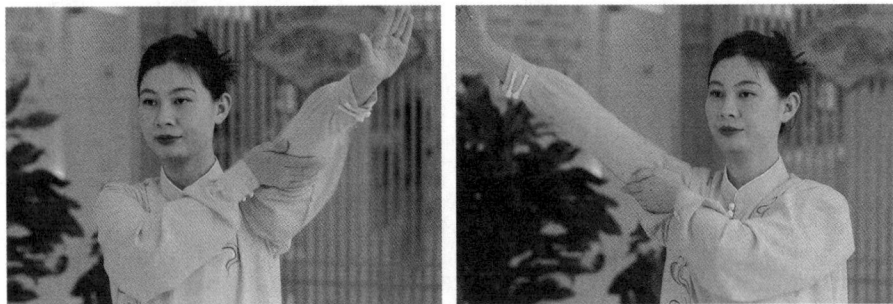

◎ 图1-1-3

**收势**

如预备式动作要领。

### （四）动作要领

**1. 拍打手法及力度**：以持久、有力、均匀、柔和为原则，从而达到力量渗透。

> 持久：持续一定时间，手不感到疲劳、酸痛。
>
> 有力：拍打有一定力度，以局部皮肤微红为度，局部会有轻度的疼痛，以能够忍受为宜。
>
> 均匀：拍打有节奏，速度不时快时慢，压力不时轻时重。
>
> 柔和：手法轻而不浮，重而不滞，柔中有刚。

**2. 拍打频次与时间**：以 4 拍节奏拍打，拍打频率为每分钟 60 次，每条经络拍打 10 ～ 15 次。拍打时力量不需要太大，视患者体力量力而行，也可实施被动拍打或分段间歇拍打，以皮肤微微发红为宜。亦在饭后至少半小时后进行，每日 1 ～ 2 次。

**3. 拍打顺序**：循经拍打，再在重点穴位拍打，左右两侧经脉交替。

## 三、功效分析

**1. 降肺气，止咳平喘**：AECOPD 归于中医的喘病范畴，以咳嗽咳痰、胸胁胀满、喘息气促、呼吸困难为主要临床表现。肺在体合皮，其华在毛，而皮毛为一身之表，有防御外邪、调节津液、辅助呼吸的作用。拍打肺经可激发"经气"，发挥肺脏调畅气机、宣发肺气、通调水道的功能，从而达到止咳平喘、减轻胸闷喘息的作用。

**2. 通理攻下，调畅气机**：肺为华盖，司呼吸，主宣发肃降；大肠司传导糟粕、主津；"肺与大肠相表里"，大肠传导功能的正常发挥有赖肺气下承推动及气化津液、濡润肠道来实现糟粕的运载，肠病之后，传导失司，影响肺之宣肃，会进一步加重肺病，故治肠有助于肺病的缓解。通过拍打大肠经可以起到振奋大肠经阳气、疏通气血、去除邪气、润肠通便、肃降肺气及补益气津之功效。

**3. 宽胸理气，宁心安神**：AECOPD 患者因久咳久喘，肺病日深，由气及血，则肺病及心，而致心气、心阳虚衰，心脉瘀阻，喘悸不宁，患者可表现为心慌、心悸、烦躁、精神紧张等症状。心主"血脉"，主"藏神"，心主神，为身之君，又主喜悦之情，拍打心经可以放松上臂肌肉，疏通心经的经气，以促进全身气血运行，滋养脏腑，抗御外邪，养心安神，使心情舒畅。

## 四、适应证与禁忌证

**1. 适应证**：AECOPD 患者以咳嗽、咳痰、气短和（或）喘息加重为主要症状，且合并纳差、焦虑等症状者适合拍打。

**2. 禁忌证**：患者有出血倾向，如血小板减少、白血病、过敏性紫癜等患者禁用；肺功能Ⅳ级患者，病重、病后极度虚弱者及不合作者不宜拍打。

## 五、注意事项

1. 经络拍打时间：饭后 1 小时后进行，每日 1 ～ 2 次。

2. 拍打前后可饮热水，补充水分，防止头晕、疲劳，促进新陈代谢，加快代谢物排出。

3. 拍打过程中如感胸闷气急、心慌心悸等不适时立即停止拍打；对拍打的疼痛不耐受者慎用，局部感觉刺痛等不适及时调整拍打力度。

4. 拍打后出现局部皮肤发红或轻度瘀块，一般会自行消退。

# 肺胀呼吸操

## 一、概述

　　肺胀（慢性阻塞性肺疾病稳定期）呼吸操，是根据慢性阻塞性肺疾病的病理生理特点及借鉴中医八段锦功法的思路内涵，将传统中医的呼吸吐纳、穴位经络刺激、导引术等技术与现代肺康复训练有机融合编创的呼吸操，旨在宣降肺气、止咳平喘，进而改善呼吸功能，提高生活质量。慢性阻塞性肺疾病中西医结合管理专家共识（2023 版）提出，肺康复对慢性阻塞性肺疾病患者具有重要意义。而呼吸操便是一种简单易行的肺康复疗法，所有稳定期慢性呼吸系统疾病患者均能从中受益。与传统呼吸操、八段锦等中医功法比较，肺胀呼吸操在缩唇呼吸与腹式呼吸基础上，将呼吸吐纳与四肢运动相结合。中医理论认为，肺主气，司呼吸，吐故纳新，为人体气体交换的场所；肾主纳气，维持呼吸的深度与节律，通过调节肺之吸气、肾之纳气，使二者吸纳相合，可开胸顺气。手之三阴，从胸走手，《灵枢·邪客》云"肺心有邪，其气留于两肘"，配合上肢、肘部的拉伸，可畅通心肺经络。由此可见，肺胀呼吸操更注重于呼吸调息、呼吸肌肉、呼吸功能方面的锻炼，其动作柔和缓慢，属于中低强度运动，尤其适合重度、极重度的慢性阻塞性肺疾病人群，同时可改善睡眠，缓解患者紧张、焦虑情绪，同样适用于肺炎、老年慢性支气管炎、肺源性心脏病、脑卒中恢复期等以呼吸困难为主要临床表现的疾病。

## 二、具体操作

### （一）评估

**1. 环境准备**：环境安静，温度 18 ～ 22℃，湿度 50% ～ 60% 为宜。

**2. 患者自身准备**：取舒适体位，衣着宽松、舒适，情绪稳定。

**3. 患者评估**：患者病情稳定，可离床，无明显的胸闷气急情况，配合程度好。

### （二）用物准备

宽松衣裤一套。

### （三）操作步骤

**预备式**

取坐位（也可以取站立位），调神志，调息（自然呼吸），调身（全身心放松，处于舒适状态）。

**第一式　攥拳叹气松筋骨（图 1-2-1）**

❶ 取坐位或站立位，双手置于膝盖（或自然下垂），噘嘴吹气。

❷ 鼻子吸气，同时双拳握紧。

❸ 闭气瞪目，叹气松拳。

以上动作重复 4 次。

**第二式　双手托天气纳海（图 1-2-2）**

❶ 取坐位或站立位，双手置于腹前或自然下垂，噘嘴吹气。

❷ 鼻子吸气，双手同步上举，速度与吸气一致，同时气沉丹田，腹部鼓起。

❸ 闭气保持，噘嘴缓缓吹气，同时双手缓缓归位，腹部凹陷。

以上动作重复 8 次。

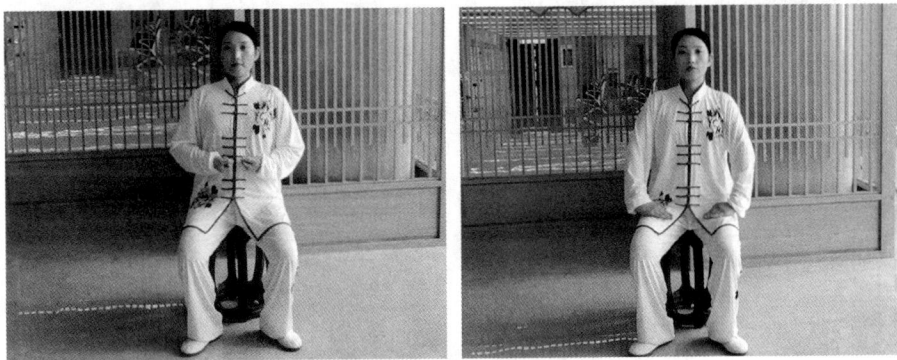

◎ 图 1-2-1

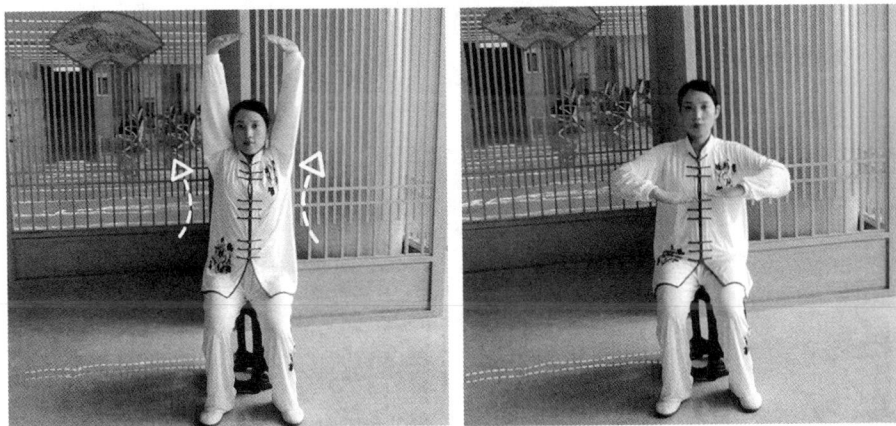

◎ 图 1-2-2

**第三式　左右开弓气自如（图 1-2-3）**

❶ 取坐位或站立位，双手置于腹前或自然下垂，噘嘴吹气。

❷ 头向一侧，双手举弓，吸气拉弓。

❸ 吹气成箭，双手归位。

以上动作左右轮流，重复 8 次。

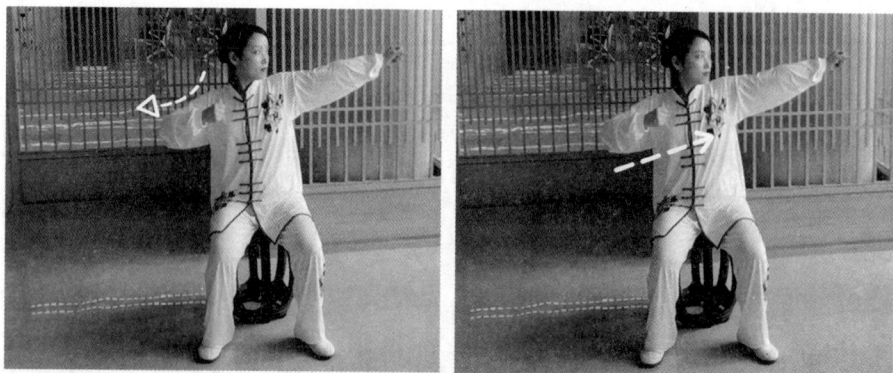

◎ 图 1-2-3

## 第四式　凝韵静神吐故意（图 1-2-4）

❶ 取坐位或站立位，双手置于腹前或自然下垂，噘嘴吹气。

❷ 鼻子吸气，双手同步上抬至脐上。闭气同时双掌下翻，嘴巴张开。

❸ 双掌下压同时用力哈气。

以上动作重复 4 次。

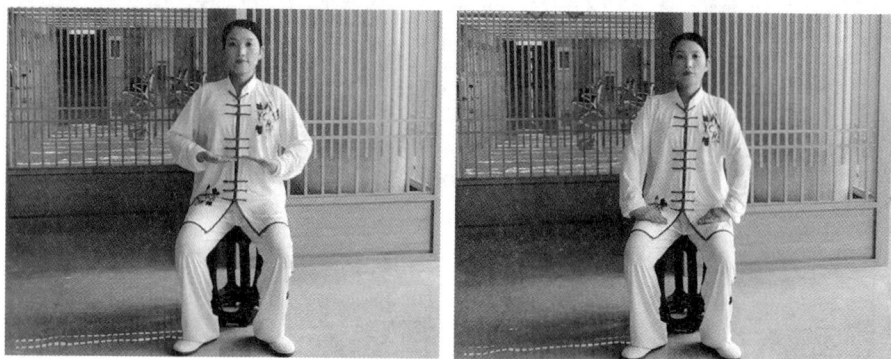

◎ 图 1-2-4

## 第五式　单足上抬缓吐纳（图 1-2-5）

❶ 站立位，双脚自然分开，双手打开约 30°以保持平衡，噘嘴吹气。

❷ 鼻子吸气，同时单足慢慢抬起（足跟离开地面即可）。

❸ 闭气保持。噘嘴缓缓吹气，下肢归位。

以上动作重复 8 次。

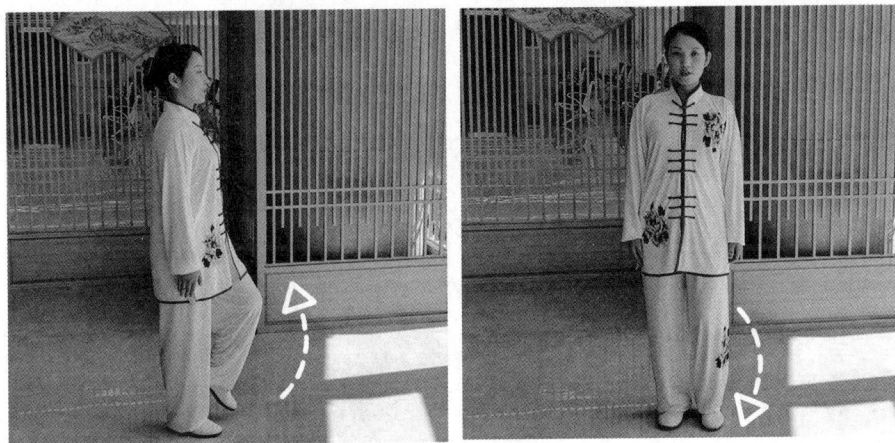

◎ 图 1-2-5

## 第六式 平举下蹲气归一（图 1-2-6）

❶ 站立位，双脚分开与肩同宽，噘嘴吹气。

❷ 鼻子吸气，同时双手抬起至 90°，双腿稍稍下蹲（不到 90°）。

❸ 闭气保持。噘嘴缓缓吹气，下肢归位。

以上动作重复 8 次。

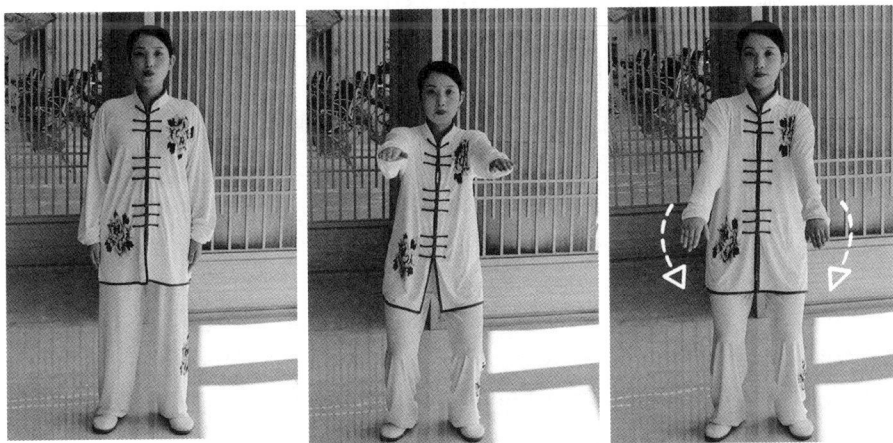

◎ 图 1-2-6

**第七式　穴位拍打咳喘停**（图1-2-7）

❶ 站立位，双脚分开与肩同宽，噘嘴吹气。

❷ 鼻子吸气，单侧上肢抬起135°。闭气，上肢拍打定喘穴两次。

❸ 噘嘴缓缓吹气，上肢归位，左右轮流。

以上动作重复8次。

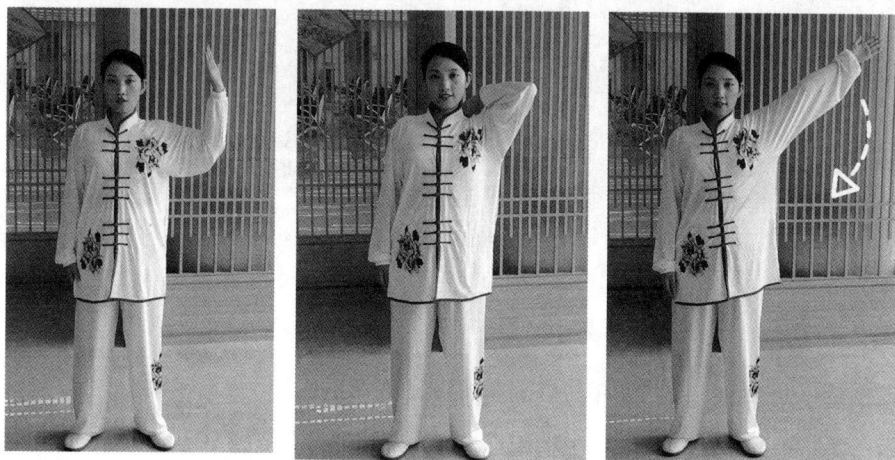

◎ 图1-2-7

**第八式　背后七颠百病消**（图1-2-8）

❶ 站立位，双脚分开与肩同宽，噘嘴吹气。

❷ 鼻子吸气，同时足尖用力足跟悬，身体上顶手下按，闭气保持。

❸ 嘴巴呼气足下落，身体颠簸。

以上动作重复7次。

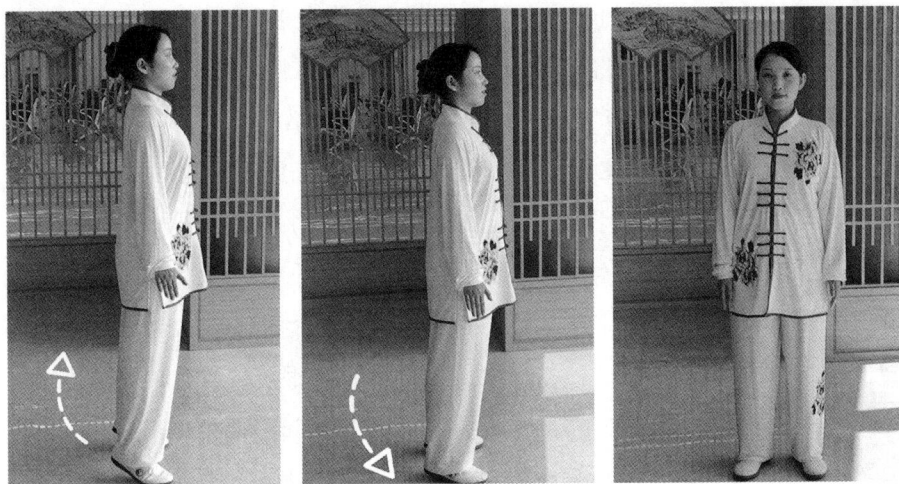

◎ 图 1-2-8

**收势**

如预备式动作要领。

## （四）动作要领

1. 呼吸操锻炼过程中应保持呼吸均匀，动作缓慢，一是有利于安全，二是缓慢的等张运动可增加运动量，加强肌肉锻炼，改善呼吸功能。

2. 视患者体力量力而行，也可分段间歇进行，整个过程中如感胸闷气急加剧、心慌心悸等不适时立即停止。

3. 循序渐进，不要求全套完成，前四节动作可坐位或立位完成，也可以在吸氧状态下进行锻炼；后四节动作则适合活动能力更好的人群。

## 三、功效分析

**1. 开胸顺气，清肺舒心：** 呼吸操前三节动作包括缩唇呼吸、腹式呼吸训练。中医理论认为，肺主气，司呼吸，吐故纳新，为人体气体交换的场所；肾主纳气，维持呼吸的深度与节律，通过调节肺之吸气、肾之纳气，使二者吸纳相合，可开胸顺气。手之三阴，从胸走手，《灵枢》云"肺心有邪，其气留于两肘"，配合上肢、肘部的拉伸，可畅通心肺经络，开胸顺气，清肺舒心，改善心肺功能。

**2. 宣肺排痰，强肌健力**：呼吸操中间三节在缩唇呼吸与腹式呼吸基础上，将呼吸吐纳与四肢运动相结合，其中配合用力哈气动作，可促进痰液的引流，"吸气为补，呼气为泻"，用力呼气，可呼出更多的浊气，取泻邪之义。其后又将调心、调身、调息相结合，以意念控制肢体运动及呼吸运动，而缓慢的等张运动可以增加运动量，加强肌肉锻炼，改善呼吸功能。

**3. 疏通经络，调畅气机**：呼吸操最后两节手起膝曲，四肢协同运动，配合呼吸吐纳，经络气血循环周流，互相交贯，达到气血脏腑调和之效。其中最后一节动作足跟悬起、下落，身体颠簸，震荡脊柱、下肢，可调理督脉、膀胱经，畅通周身气血，濡养筋脉骨肉，使筋骨顺而气血行，气血行则脏腑调。

## 四、适应证与禁忌证

**1. 适应证**：肺胀患者，可离床或坐于床边，无急性加重情况，配合程度好的患者适宜操作。

**2. 禁忌证**：无法脱离吸氧，感胸闷气急加剧、呼吸困难及心慌心悸等不适的患者不宜操作；心肺功能Ⅲ级以上、病重、病后极度虚弱及不合作者不宜操作。

## 五、注意事项

1. 锻炼时间：饭后 1 小时后进行，每日 1～2 次。

2. 呼吸功能锻炼时，要注意全身心地放松肌肉，不要过度紧张。

3. 呼吸节律应缓慢、深长。避免用力呼气或呼气过长，以免发生喘息、憋气、支气管痉挛等。

4.视患者体力量力而行，也可分段间歇进行，整个过程中如感胸闷气急加剧、心慌心悸等不适时立即停止。

5.锻炼过程中，尽可能要循序渐进，保持节奏平衡与稳定性，注意安全。

第三节

# 中风偏瘫肢体活动操

## 一、概述

中风是以情志不调、久病体虚、饮食不节、素体阳亢为基础，复因烦劳、恼怒、醉饱无常、气候变化等因素诱发，导致阴阳失调、气血逆乱、脑络痹阻或血溢脉外，以突然昏仆、半身不遂、口眼㖞斜、言语謇涩或不语、偏身麻木为主要临床表现的病证。其中以半身不遂症状最为常见。病理性质多属于本虚标实，肝肾阴虚，以气血衰弱为本，风、火、痰、气、瘀为发病之标。中风偏瘫肢体活动操是在八段锦的基础上改良而成，适用于中风后肢体偏瘫患者，它通过有效地运动关节、肌肉、神经，增加肌肉、神经组织血液循环，防止肢体肌张力增高、痉挛，保证肌肉、神经营养供应，从而促进肢体运动功能恢复，改善半身不遂症状，还具有疏通气血、调和脏腑之功效。它同样适用于其他急性脑血管病引起的半身不遂；各种痹证导致的肢体屈伸不利，如强直性脊柱炎、增生性骨关节炎等；痿证导致的肢体痿软无力，如急性脊髓炎、运动神经元病、多发性神经根神经炎等。

## 二、具体操作

### （一）评估

**1. 环境准备**：环境安静，温度 18 ～ 22℃，湿度 50% ～ 60% 为宜。

**2. 患者自身准备：**能坐轮椅，衣着宽松、舒适，情绪稳定。

**3. 患者评估**

（1）局部评估：全身皮肤完整，下肢无静脉血栓。

（2）全身评估：患者无意识障碍，配合程度好。

## （二）准备

徒手即可。

## （三）操作步骤

### 预备式

坐于轮椅，调神志，调息（自然呼吸），调身（全身心放松，处于舒适状态）。

### 第一式　鼓腮叩齿生津液

❶ 嘴巴闭合，鼓腮—放松—鼓腮—放松，4个8拍。

❷ 叩齿，4个8拍。

### 第二式　点头耸肩增气力

❶ 点头四步骤：低头—后仰—往左—往右，4个8拍。

❷ 耸肩四步骤：耸肩—归位—耸肩—归位，4个8拍。

### 第三式　双手紧握理三焦

健侧手指插入患侧手指间，十指交叉握紧，患侧大拇指在上，健侧大拇指在下，健侧手带动患侧手缓慢上举伸直（往左侧），维持10秒，再缓慢放下。然后再缓慢上举伸直（往右侧），放下归位，"上举伸直—放下"为1个8拍，共8个8拍。

### 第四式　调理气血拍阳明

❶ 上肢：偏瘫上肢自然垂放于大腿上，健侧手指自然并拢，掌指关节稍屈曲，手掌稍空，腕关节放松，用腕关节带动手掌进行弹拍，从偏瘫食指外侧面（商阳穴），沿手阳明大肠经自下而上拍打至肩髃处，1 次为 1 个八拍，共 4 个 8 拍，在合谷、手三里、曲池、阳溪等穴位处进行重点拍打。

❷ 下肢：用同样的手法沿足阳明胃经自上而下拍打，1 次为 1 个 8 拍，共 4 个 8 拍，在梁丘、足三里、上巨虚、下巨虚等穴位进行重点拍打。

### 第五式　单手摩腹理脾胃

以神阙穴为中心，顺时针于腹部按摩，力量适中，穴位包括神阙、天枢、大横、腹结、中脘、气海、关元，速度均匀，完成 8 个 8 拍即可。

### 第六式　双足舒伸百病消

将患足放于健足之上，双足往前伸直，然后收回双足落地，1 次为 1 个 8 拍，重复 8 次，完成 8 个 8 拍。

### 收势

如预备式动作。

### （四）动作要领

**1. 手法及力度**：以持久、有力、均匀、柔和为原则，从而达到力量渗透。

> 持久：持续一定时间，手不感到疲劳、酸痛。
>
> 有力：动作要有一定力度，以局部皮肤微红为度，局部会有轻度的疼痛，以能够忍受为宜。
>
> 均匀：拍打有节奏，速度不时快时慢，压力不时轻时重。
>
> 柔和：手法轻而不浮，重而不滞，柔中有刚。

2.每个动作速度要均匀，不宜过快过慢。

## 三、功效分析

**1. 调理三焦健脾胃**：脾胃是人体的"后天之本"，它负责将食物转化成能量提供给身体。张景岳曾经提出过"养生必应当以脾胃为先"的观点。三焦可以通元气，三焦通畅，全身气体运行就通畅，脾胃功能也就正常。脾胃运化正常，三焦亦得以通畅。中风患者大多肢体痿废，活动不利，致脾胃功能减弱，健脾则能调理三焦。

**2. 拍打阳明补气血**：中风偏瘫患者肢体痿废，阳明经多气血，且为后天之本，《素问》云"治痿独取阳明"，循手阳明大肠经和足阳明胃经进行穴位拍打，能有效行气活血，补气补血。

**3. 疏通经脉强筋骨**：肢体痿废，多与筋、脉、肉、骨、足等相关。肾主骨髓，而骨髓又主下肢的运动和支撑。中医认为"脚为肾之根"，舒伸双足，加强下肢的活动锻炼，亦可强筋壮骨固肾。

## 四、适应证与禁忌证

**1. 适应证**：中风偏瘫患者、疾病原因导致肌力下降患者、气血亏虚患者适宜操作。

**2. 禁忌证**：生命体征不稳定、过度体虚、凝血功能差、认知障碍的患者不宜拍打；肺功能Ⅳ级患者不宜拍打；患者有出血倾向，如血小板减少、白血病、过敏性紫癜等患者禁用。

## 五、注意事项

1.做好评估，如患者坐于轮椅是否安全，尾骶部及双髋部皮肤是否完好。

2.做操的过程中注意观察患者面色、呼吸等情况，如有任何不适，立即停止，观察追踪。

3.锻炼时间宜餐后 1 小时进行，每日 1 次。

4.操后注意观察患者尾骶部及髋部皮肤，有无发红情况，防止压疮产生。

# 中风急性期阳明通络拍打操

## 一、概述

中风偏瘫的发生常由气血失和、经脉痹阻所致，缺血急性期患者表现为健侧肢体经气盛而患侧肢体经气虚，拍打按摩以"先健侧，后患侧"为原则，补其正气、祛其邪气。阳明经主润宗筋，为多气多血之经，阳明通络拍打操按照"先健侧，后患侧"的顺序，用手指、掌拍击患者双侧手、足阳明经的经络，按摩患者双侧手足十二穴，起到解痉止痛、通经活络、推动气血、濡润经筋的作用，达到引气血以援痿废的目的，促进缺血中风患者偏瘫肢体的功能康复。同样适用于缺血中风恢复期患者偏瘫肢体的拍打按摩。

## 二、具体操作

### （一）评估

**1. 环境准备**：环境安静，温度 18～22℃，湿度 50%～60% 为宜。

**2. 患者自身准备**：取舒适体位，衣着宽松、舒适，情绪稳定。

**3. 操作者准备**：操作者坐于患者患侧，注意保暖并保护患者隐私。

**4. 患者评估**

（1）局部评估：肢体如有骨折、扭伤、脱臼未恢复，或皮肤有明显炎症、红肿、破溃处不宜拍打和按摩。

（2）全身评估：患者无意识障碍，配合程度好。

## （二）用物准备

经络拍打板或徒手手掌（以下以手掌为例）。

## （三）操作步骤

**预备式**

患者取仰卧位，调神志，调息（自然呼吸），调身（全身心放松，处于舒适状态）。

**第一式　拍打手阳明大肠经**

操作者右手手指自然并拢，掌指关节稍屈曲，手掌呈空杯状，腕关节放松，以腕关节带动手掌进行弹拍。

从健侧上肢肩部拍至腕部外侧，由上而下拍打，经过肩髃、臂臑、手五里、曲池、手三里、合谷等穴时重点拍打。拍打频率为每分钟 60 次，每个穴位拍打 30～100 下，持续 5～10 分钟。

同法拍打患侧上肢。

**第二式　拍打足阳明胃经**

操作者右手手指自然并拢，掌指关节稍屈曲，手掌稍空，腕关节放松，用腕关节带动手掌进行弹拍。

从健侧臀部外侧拍打至小腿外侧下行至足背，由上而下拍打，经过髀关、伏兔、足三里、上巨虚、丰隆、解溪等穴时重点拍打。拍打频率为每分钟 60 次，每个穴位拍打 30～100 下，持续 5～10 分钟。

同法拍打患侧下肢。

### 第三式 按摩手足十二穴

操作者以拇指指腹顺时针按揉健侧上肢合谷穴、内关穴、曲池穴，手法以按揉法为主，每次每个穴位按揉 20～30 秒，上肢重复按摩 3 次。同法按摩患侧上肢穴位。

以拇指指腹顺时针按揉健侧下肢犊鼻穴、足三里穴、丰隆穴，手法以按揉法为主，每次每个穴位按揉 20～30 秒，下肢重复按摩 3 次。同法按摩患侧下肢穴位。

### 收势

如预备式动作要领。

### （四）动作要领

**1. 拍打手法及力度**：以持久、有力、均匀、柔和为原则，从而达到力量渗透。

> 持久：持续一定时间，手不感到疲劳、酸痛。
>
> 有力：拍打有一定力度，以局部皮肤微红为度，局部会有轻度的疼痛，以能够忍受为宜。
>
> 均匀：拍打有节奏，速度不时快时慢，压力不时轻时重。
>
> 柔和：手法轻而不浮，重而不滞，柔中有刚。

**2. 按摩手法及力度**：按摩手法以按揉法为主，按揉力度适中，由轻至重，出现酸麻胀痛，以能耐受为度。

**3. 拍打按摩频次与时间**：拍打频率为每分钟 60 次，每个穴位拍打 30～100 下，持续 5～10 分钟。拍打时力量不需要太大，视患者体力量力而行，也可实施被动拍打或分段间歇拍打，以皮肤微微发红为宜。按摩速度由慢至快，每分钟 120 ～ 160 次。拍打按摩宜在饭后半小时进行，每日 1 ～ 2 次。

**4. 拍打按摩顺序**：循经拍打，先健侧后患侧，先上肢后下肢。

## 三、功效分析

**1. 解痉止痛，通经活络**：《素问·痿论》曰"治痿独取阳明"，阳明为多气多血之经，阳明充盛，气血充足，筋脉得以濡养，则筋脉柔软、关节滑利、运动灵活。上肢曲池、手三里归属于手阳明大肠经，主治半身不遂、肘臂挛痛等；下肢犊鼻、足三里归属于足阳明胃经，主治下肢痹痛等。上肢瘫痪配合曲池、手三里等，下肢瘫痪配合足三里，犊鼻等，能够起到疏通经络的功效。故阳明经经络拍打可解痉止痛，通经活络，利于气血顺利通行，避免肢体僵硬，促进肢体血液循环，从而减少肢体僵硬、肌肉萎缩的发生，促进患者肢体功能恢复。

**2. 推动气血，濡润经筋**：《素问·阳明脉解》指出"阳明主肉，其脉血气盛"，故刺激阳明经能调动气血、濡润经筋肌肉。通过拍打阳明经穴可有力地激发气血的推动濡养作用，能够使肢节得荣，恢复肢体正常功能。《素问·痿论》云"阳明者，五脏六腑之海，主润宗筋，宗筋主束骨而利机关也"，可知阳明经对维系人体正常运动具有重要意义。

**3. 调和气血，平衡阴阳**：中风急性期患者表现为健侧肢体经气盛而患侧肢体经气虚，手足十二穴多属于五输穴，组穴以阳经为主，针对脏腑阴阳失调的病机，对双侧手足十二穴进行穴位按摩，先健侧后患侧，补其正气、泻其邪气，以平衡阴阳，达到"引气血以援废痿"的功效。

## 四、适应证与禁忌证

**1. 适应证**：缺血中风急性期（中风后 2 周内）患者，以肢体偏瘫、疼痛为主要症状者适宜操作。

**2. 禁忌证**：有出血倾向，如脑出血急性期、血小板减少、白血病、过敏性紫癜等患者禁用；有严重感染部位，女性经期、妊娠期；肺功能Ⅳ级患者，病重、病后极度虚弱者及不合作者不宜拍打按摩。

## 五、注意事项

1. 拍打按摩时间：饭后至少半小时后进行，每日 1～2 次。

2. 早期拍打按摩以被动为主，拍打过程中如感胸闷气急加剧、心慌心悸等不适时立即停止拍打按摩，后期可行自主拍打按摩。

3. 对拍打、按摩的疼痛不耐受者慎用，患者感到局部刺痛等不适时及时调整拍打力度。

4. 拍打后出现局部皮肤发红或轻度瘀块，一般会自行消退。

## 第五节

# 吞咽障碍康复操

## 一、概述

吞咽障碍康复操是一种旨在增强口腔机能的康复运动。中医学对卒中后吞咽障碍的病因解释为：舌、咽喉部的经络被"风、痰、瘀"所阻，导致咽喉开闭失司，气血运行不畅，舌、咽喉失养，从而产生吞咽障碍。舌、咽喉是多条经络循行的要冲，吞咽障碍康复操以"经脉所过，主治所及"为原则，通过构音、下颌运动、闭锁口唇、舌运动等训练，起到疏通经络、行气活血、开窍利咽、柔痉宣痹等作用。它同样适用于老年人、中风患者、帕金森患者、鼻咽癌患者和长期卧床等吞咽不利的患者。

## 二、具体操作

### （一）评估

**1. 环境准备**：环境安静，宽敞明亮、光线柔和、空气清新，温度 18 ~ 22℃，湿度 50% ~ 60% 为宜。

**2. 患者自身准备**：取舒适体位，衣着宽松、舒适，情绪稳定。

**3. 患者评估**：患者意识清楚并能够按照指令完成。

### （二）用物准备

一根短棒（以压舌板为例）。

## （三）操作步骤

**预备式**

取端坐位或站立位，保持头、颈、躯干在一条直线上，体位舒适，调神志，调息（自然呼吸），调身（全身心放松，处于舒适状态）。

**第一式　发音练习**

大声、交替发"a""yi""wu""fo"四个音节，保持5秒，放松，重复5～10次。

**第二式　下颌关节训练**

❶ 张大嘴巴—龇牙—鼓腮，保持5秒，放松，重复5～10次。

❷ 下颌向前、后、左、右运动，保持5秒，放松，重复5～10次。

❸ 张大嘴巴后再闭上，保持5秒，放松，重复5～10次。

❹ 空咀嚼，重复5～10次。

**第三式　双唇锻炼**

❶ 闭合双唇，唇向两边拉伸展开，做微笑状，尽可能露出更多的牙齿，保持5秒，放松，重复5～10次。

❷ 闭合双唇，微微向前缩起，双颊从嘴角向内吸至凹陷，保持5秒，放松，重复5～10次。

❸ 鼓腮，保持5秒，放松，重复5～10次。

❹ 紧闭嘴唇发"pa"的音，放松，重复5～10次。

❺ 夸张地做左右侧轮流咀嚼和漱口的动作，保持5秒，放松，重复5～10次。

❻ 将压舌板一头放在双唇中间，用双唇的力量将其夹紧，然后将压舌

板向左边和右边的方向往外拉，嘴唇含紧，不让压舌板拉出。保持 5 秒，放松，重复 5 ～ 10 次。

### 第四式 舌肌锻炼

❶ 舌头尽量前伸，保持 5 秒，放松，重复 5 ～ 10 次。

❷ 舌尽量贴近咽部向后缩拢，保持 5 秒，放松，重复 5 ～ 10 次。

❸ 舌头向左练习，保持 5 秒，放松，重复 5 ～ 10 次。

❹ 舌头向右练习，保持 5 秒，放松，重复 5 ～ 10 次。

❺ 舌头向上练习，保持 5 秒，放松，重复 5 ～ 10 次。

❻ 用手掌用力抵住面颊以增加舌运动的阻力，全方位训练舌肌的灵活度和主动运动，保持 5 秒，放松，重复 5 ～ 10 次。

### 收势

如预备式动作要领。

### （四）动作要领

1. 吞咽操作训练动作需缓慢，循序渐进，以患者可耐受为度。

2. 每日训练 2 ～ 3 次，每次 15 ～ 20 分钟。

## 三、功效分析

根据病变部位划分，吞咽功能障碍可分为口腔期、吞咽期及食管期。

**1. 病在口腔，以泻为用，重取阳明，鼓动气血**：口腔期病在口窍，主要为唇、舌、颊功能障碍，此期机体正气尚微，经脉受损，筋肉失约，表现为面口失合，清涎外泄。足阳明胃经循面颊、络口唇，心开窍于舌，故唇颊取阳明，舌取少阴。且足阳明为多气多血之经，为宗筋之长，治痿当重取阳明，"刺阳明出气血"，故口腔期取之阳明，佐以少阴，以鼓动气血，通利舌窍。

2. **病在咽喉，沟通表里，疏利少阳，通达气血**：吞咽期病在喉窍，表现为咽喉窍闭失约，吞咽不能。足少阳胆经循颈项，与足厥阴肝经相表里，肝经"循喉咙之后，上入颃颡"；手少阳经筋"当曲颊入系舌本……其病当所过者，即支转筋，舌卷"。此期主要为少阳、厥阴经脉不通，故治疗以辨位、辨经取穴为法，取之少阳，佐以厥阴。

3. **病在食管，以补为用，通补阳明，益气养血**：食管期病在食管，表现为食管失降，食阻难下。食管系脾胃范畴，《灵枢·经脉》载"胃足阳明之脉……从大迎前下人迎，循喉咙，入缺盆，下膈，属胃，络脾……"，肺经"起于中焦，下络大肠，还循胃口"，与食管相关联，故取之阳明，佐以太阴。

## 四、适应证与禁忌证

1. **适应证**：脑卒中、颅脑外伤、帕金森等神经系统疾病导致的吞咽障碍患者适宜操作。

2. **禁忌证**：意识不清、不能合作的患者不宜操作。

## 五、注意事项

1. 假性延髓性麻痹的患者在口唇闭锁训练时应注意防止过度强化肌肉的痉挛模式。

2. 伴有下颌关节功能紊乱的患者下颌运动时会产生疼痛，应防止过度忍痛训练，必要时可给予局部超短波理疗或注射治疗。

3. 如有舌体萎缩时，可进行适度的舌体牵拉，但始终要强调患主动活动的重要性。

## 第六节
# 口僻按摩康复操

## 一、概述

　　穴位按摩是以中医学理论为指导，以经络腧穴学说为基础，以按摩为主要施治方法，用来防病治病的一种手段。通过刺激穴位，激发人的经络之气，以达到通经活络、调整功能、祛邪扶正的目的。面瘫在中医学中属"口僻"范畴，是由于机体正气不足、络脉空虚、卫外不固，风邪乘虚侵袭面部，直中面部阳明、少阳等经络，造成面部经脉气血痹阻，凝滞气血，经筋失于濡养，经筋急缓不收而发病。运用口僻按摩康复操按摩面部阳明、少阳经脉上的穴位，能活血通络，濡养经脉，促进局部淋巴和血液循环，加快新陈代谢，从而改善受损面神经和面部肌肉的营养状况，促进局部炎症和水肿的吸收。面瘫患者通过对穴位进行自我按摩及面肌被动运动，达到舒活面肌、疏风通络、化瘀行滞之功效，促进面神经功能恢复。适用于以口眼㖞斜为主要症状的患者，包括因病毒感染引起的周围性面瘫及因卒中引起的中枢性面瘫患者。

## 二、具体操作

### （一）评估

**1.环境准备**：环境安静，温度 18 ～ 22℃，湿度 50% ～ 60% 为宜。

**2.患者自身准备**：取舒适体位，衣着宽松、舒适，情绪稳定。

**3.患者评估**

（1）局部评估：面部如有骨折、脱臼未恢复，或皮肤有明显炎症、红肿、破溃处不宜按摩。

（2）全身评估：患者无意识障碍，配合程度好。

## （二）用物准备

徒手按摩。

## （三）操作步骤

### 预备式

取半坐卧位（也可以取卧位或站立位），调神志，调息（自然呼吸），调身（全身心放松，处于舒适状态），用温水毛巾局部热敷面部5分钟，保持注意力集中。

### 第一式 面部穴位按摩

❶ 以食指指腹顺时针按揉足阳明胃经的承泣、四白、巨髎、地仓、大迎、颊车、下关穴，以揉法为主，按揉力度适中，以局部皮肤微红、有温热感为宜。

❷ 以食指指腹顺时针按揉足少阳胆经的阳白、上关穴，以揉法为主，以局部皮肤微红、有温热感为宜。

❸ 再用双手的食指捻四白穴，力量由轻到重，按摩1分钟。

❹ 双手大拇指指腹分别按在左右太阳穴，食指弯曲刮上下眼轮匝肌，各50次，用力均匀，然后轻揉眼睑20～30圈。

❺ 以患侧手大鱼际贴颊车穴，边揉边移至地仓穴，然后再返回，来回25次。

**第二式　表情肌训练**

❶ 鼓腮运动：闭紧嘴巴，脸颊鼓起来像气球一样，稍停数秒后还原，连续做 10 次。

❷ 闭眼运动：开始时轻轻闭眼，两眼同时闭合 10 次，如不能完全闭合眼睑，露白时可用食指的指腹沿眶下缘轻轻按摩，再用力闭眼 10 次，有助于眼睑闭合功能的恢复。

❸ 抬眉运动：用力皱眉，使左右眉接近，眉间产生纵向的皱纹，稍停数秒后还原，连续做 10 次。

❹ 努嘴运动：噘起嘴巴，稍停数秒后还原，连续做 10 次。

❺ 露齿运动：微张嘴唇，上下齿咬合，稍停数秒后还原，连续做 10 次。

❻ 耸鼻运动：耸起鼻子，稍停数秒后还原，连续做 10 次。

**收势**

调神志，调息（自然呼吸），调身（全身心放松，处于舒适状态）。

### （四）动作要领

**1. 按摩手法及力度**：以持久、有力、均匀、柔和为原则，从而达到力量渗透。

持久：持续一定时间，手不感到疲劳、酸痛。

有力：按摩有一定力度，以局部皮肤微红为度，局部会有轻度的疼痛，以能够忍受为宜。

均匀：按摩有节奏，速度不时快时慢，压力不时轻时重。

柔和：手法轻而不浮，重而不滞，柔中有刚。

**2. 面部按摩频率与时间**：每天 3 次，每次 10 ～ 15 分钟。

**3. 表情肌训练频率与时间**：每天 3 次，每次 10 ～ 15 分钟，训练时间 3 周。

## 三、功效分析

**1. 舒经活络，祛风止痛**：按摩地仓穴、颊车穴具有舒经活络、祛风止痛的功效。胃经之水在四白穴迅速气化为天部之气，按摩该穴位可达祛风明目之效。少阳经主半表半里，对阳明经经络功能的正常发挥非常重要，上可助太阳经疏通额部及促进周围经络经气通畅，中可促进眼睑部及周围经络之气通畅，下可促进面颊部及其周围经络之气通畅。故按摩足少阳胆经的阳白、上关穴，可发挥疏通经络之功效。

**2. 补气活血，濡养经脉**：《灵枢·经筋》记载："足阳明之筋……上夹口，合于頄，下结于鼻，上合于太阳，太阳为目上纲，阳明为目下纲。其支者，从颊结于耳前。其病……卒口僻，急者目不合，热则筋纵，目不开。"可知，早在《黄帝内经》中就明确指出足阳明经筋与面瘫的发病有密切联系。首先，在生理上，足阳明经筋循行分布于口、面颊、鼻和目下等部位，并上合于足太阳经筋，共同形成目的上下纲。其次，在病理上，当寒、热外邪侵袭足阳明，会使机体病发口眼㖞斜，因感受寒邪，寒主收引，使经筋拘急而表现为目不能闭合；因感受热邪，使经筋松弛、缓和而表现为目不开。因此，刺激足阳明胃经的穴位，可起到濡养经脉的作用。同时，阳明经为多气多血之经，亦可发挥补气活血、调理气血之功效。

## 四、适应证与禁忌证

**1. 适应证**：单纯性的一侧面颊肌肉瘫痪患者适宜操作，以口眼㖞斜为主要症状，无神志不清、半身不遂等情况。

**2. 禁忌证**：

（1）有出血倾向，如血小板减少、白血病、过敏性紫癜等患者禁用。

（2）肺功能Ⅳ级患者，病重、病后极度虚弱者及不合作者不宜做表情肌训练。

## 五、注意事项

1.按摩时间宜饭后半小时进行，每天 3 次。

2.按摩应量力而行，按摩过程中如感胸闷气急加剧、心慌心悸等不适时立即停止。

3.对按摩的疼痛不耐受者慎用，局部感觉刺痛等不适及时调整按摩力度。

4.按摩后局部皮肤发红一般会自行消退。

# 肾衰病护肾康复操

## 一、概述

护肾康复操是依据中医理论加入护肾元素改编而成的，融入握固、站桩、摩腰、转腰、颠足等护肾操动作，通过手、足底、腰部的运动来刺激腰足部位的穴位，达到疏经活络、宁神护气、强筋健骨、护肾健肾的功效。中医认为"肾为先天之本"，肾的主要生理功能有：肾藏精，主生长发育和生殖；肾主水，对津液的输布和排泄有重要作用；肾主纳气，对人体的呼吸运动有重要意义。肾衰病者肾气日衰，脏腑虚损，邪毒内蕴。坚持练习护肾养生操可以填补、滋养肾气，增加肾脏的血液供应，从而达到缓解肌肉紧张、消除疲劳，强肾健体的作用。护肾养生操适用于病情稳定的慢性肾病患者，也可作为一款全民护肾养生保健运动推广。

## 二、具体操作

### （一）评估

**1. 环境准备**：环境安静，温度 18 ～ 22℃，湿度 50% ～ 60% 为宜。

**2. 患者自身准备**：取舒适体位，衣着宽松、舒适，情绪稳定。

**3. 患者评估**：患者无意识障碍，配合程度好。

## （二）用物准备

患者自身准备完毕即可。

## （三）操作步骤

### 预备式

取站立位，调神志，调息（自然呼吸），调身（全身心放松，处于舒适状态）。

### 第一式　握固

将大拇指扣在手心，指尖位于无名指（第四指）的根部，然后屈曲其余四指，稍用力将大拇指握牢，如攒握宝贝一般。

### 第二式　站桩

两脚分开，与肩同宽，两手由身体两侧向前合抱于腹前，位置与脐同高，两臂抱圆，同时两膝微屈，重心下沉，两膝关节微微向两旁打开，维持1～2分钟后站起，放松，再重复。

### 第三式　摩腰

双手掌对搓至手心热后，将两手掌心置于后腰，沿肾俞穴向下到次髎穴，进行较快的上下摩擦，至有热感为止。

### 第四式　转腰

双手反插于腰部（大拇指在前），中指按住腰眼；腰向前弯，先按顺时针方向转动10圈，再按逆时针方向转动10圈。

**第五式 颠足**

两腿并拢，提肛收腹，肩向下沉，立项竖脊，脚趾用力抓地后提起脚后跟，然后身体向下有节奏地颠动。注意身体放松，先缓缓下落一半，而后轻震地面。提踵时尽量维持 8 ～ 10 秒，一起一落为一遍，注意保持平衡，连做 8 ～ 10 遍。

**收势**

如预备式动作要领。

## （四）动作要领

1.锻炼时要求动作、呼吸、意念协调统一，动作要求伸展、缓慢、柔和，肌肉放松，用力适中，神态安宁祥和，精神内守，排除杂念。

2.强度：护肾养生操动作较大，应循序渐进，逐步加大运动量。

3.时间及频率：按照子午流注理论，酉时肾经最旺，故在酉时补肾最为有效，建议锻炼时间为酉时（17：00 ～ 19：00），每日一次，每次15 ～ 30 分钟，锻炼后以微微出汗，感觉身体舒适，心情舒畅为宜。

## 三、功效分析

1.**宁神护气，抵御外邪**：《诸病源候论》曰"握固两手，如婴儿握，不令气出"，即指握拳能保护体内正气、抵御外邪。握固时还能有效刺激大拇指上的少商穴，有助于宣通肺气，中医认为"肺主出气，肾主纳气"，因此肺气通畅是肾气得以储纳的基础。

2.**充沛肾元，强筋健骨**：站桩时背略弓形，胸要含，背要拔，腰背部略向后拱，则命门穴打开。这是一个补益元气的基本站桩法。常做能使肾元充沛、筋骨劲强。

3.**暖腰固肾，预防腰痛**：肾为腰之府，肾虚则腰膝酸软。按摩腰部能疏通气血、强腰健骨，起到预防腰酸、帮助改善泌尿生殖系统问题等作用。

**4.壮实肌肉，畅达经脉**：肾位于后腰，经常转动腰部可增强肌肉力量，暖肾补精，预防腰椎病、腰肌劳损等疾病。

**5.放松躯干，补肾纳气**：颠足可疏通足三阴经，使体内的气向上运行，同时可以牵拉腰背部的膀胱经，轻震地面还可以按摩五脏六腑，从而起到温补肾阳、激发中气、改善肾功能的作用。

## 四、适应证与禁忌证

**1.适应证**：患有慢性肾脏疾病的患者及健康人群护肾保健适宜操作。

**2.禁忌证**：肾穿刺术后3个月内的患者不宜操作；不明原因的血尿患者不宜操作；腰椎骨折、腰椎滑脱、严重骨质疏松、骨肿瘤等患者不宜操作；血压过高者应等血压正常后再运动。

## 五、注意事项

1.护肾养生操前后可根据病情适当饮温开水，防止头晕疲劳，促进新陈代谢，加快代谢物排出。

2.转腰式最好早晚空腹时做为宜。

3.动作力度因人而异，因病而异，原则为循序渐进，动作缓而慢，忌突然用力过猛，以防腰肌扭伤。如锻炼后次日感到腰部酸痛、发僵、不适，应适当减少锻炼的强度和频率，或暂停锻炼，必要时咨询医生。

# 尪痹五禽戏手指关节操

## 一、概述

尪痹五禽戏手指关节操是在五禽戏手势（虎爪、鹿角、鸟翅、熊掌、猿勾）基础上进行改良，并配合缓慢呼吸，意念专注于手部，呼吸与动作相协调，手动意动，意动气动，达到通畅经络、强身祛病功效的一套手指关节操。尪痹是因外感六淫，导致气血运行不畅，正气不足，使血脉闭塞、经络受阻，最终形成关节肿胀、疼痛、僵硬。尪痹五禽戏手指关节操，通过模仿虎、鹿、鸟、熊、猿五种动物的动作，使手部各个关节、肌肉得到锻炼，以手带动全身，畅通血液循环，使患者手指关节僵硬得到松解，关节周围肌肉力量得到恢复，疏经活络，最终起到改善手指关节功能的作用。适用于类风湿关节炎早期、稳定期患者，同样适用于风湿疾病有雷诺现象的患者。

## 二、具体操作

扫码看视频

### （一）评估

1. **环境准备**：环境安静，温度 18～22℃，湿度 50%～60% 为宜。

2. **患者自身准备**：取舒适体位（站立位或坐位），衣着宽松、舒适，情绪稳定。

**3.患者评估**

（1）局部评估：双手皮肤如有明显炎症、红肿、破溃处不宜锻炼。

（2）全身评估：患者无意识障碍，配合程度好。

## （二）准备

2块小毛巾。

## （三）操作步骤

### 预备式

取站立位或坐位，调神志，调息（自然呼吸），调身（全身心放松，处于舒适状态）。

### 第一式　握固

拇指抵掐无名指根节内侧，其余四指屈拢收于掌心，数到6，用力撑开，反复6次。（图1-8-1）

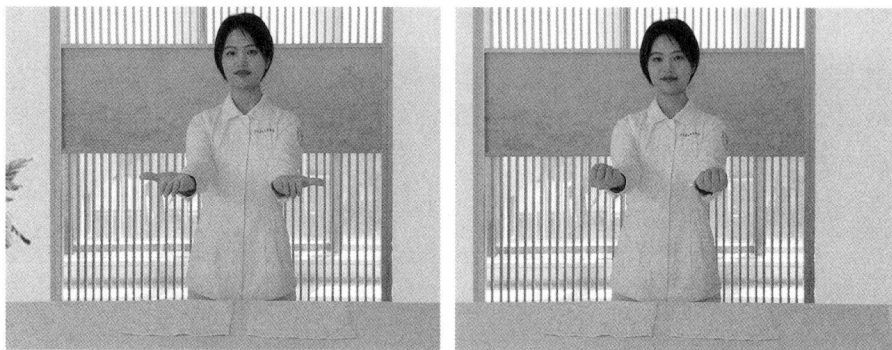

◎ 图1-8-1

### 第二式　虎爪

双手掌心向下，十指撑开，第一、第二指关节屈曲内扣，数到6，用力撑开，反复6次。头自然下垂，双目视手。（图1-8-2）

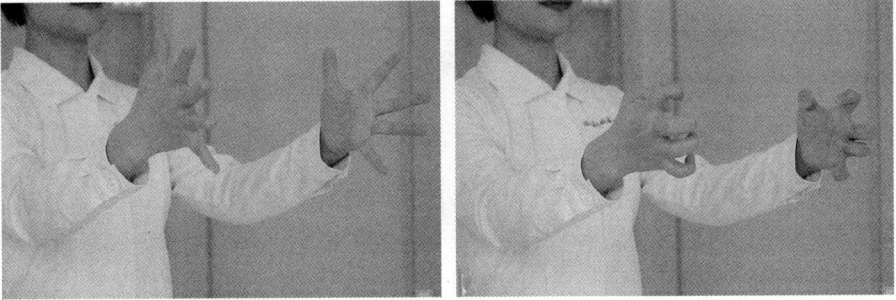

◎ 图1-8-2

### 第三式　鹿角

双手拇指伸直外张，食指、小指伸直，中指、无名指弯曲内扣，数到6，用力张开，反复6次。目随手动。（图1-8-3）

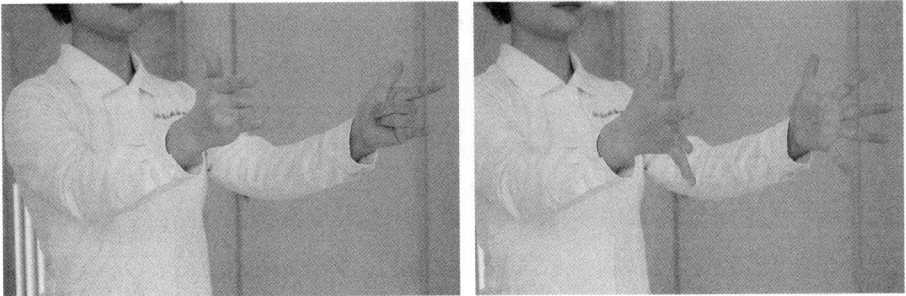

◎ 图1-8-3

### 第四式　鸟翅

双手十指伸直，拇指、食指、无名指、小指向上翘起，中指向下，数到6，用力张开，反复6次。（图1-8-4）

### 第五式　熊掌

双掌在体前，左手握右手腕部，右手拇指、食指弯曲相扣，其余三指跟随食指并拢弯曲，将掌心撑圆，虎口要圆，再转动腕部顺时针6圈，逆时针6圈，双手交替。（图1-8-5）

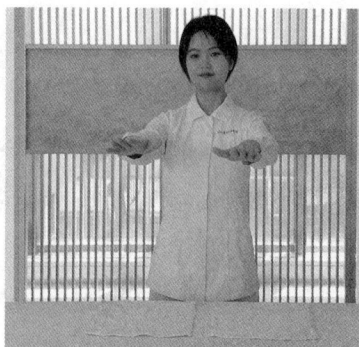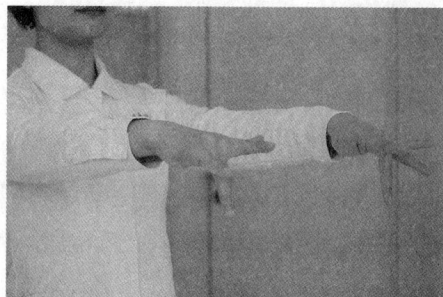

◎ 图 1-8-4

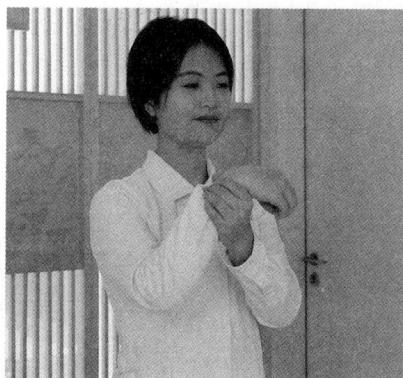

◎ 图 1-8-5

### 第六式　猿勾

　　双手用力撑于毛巾上，然后手指指间夹起毛巾，五指指端相扣，屈腕撮拢捏紧成"猿勾"，数到 6，放下毛巾，用力撑开于桌面，数到 6，反复 6 次。（图 1-8-6）

### 收势

　　如预备式动作要领。

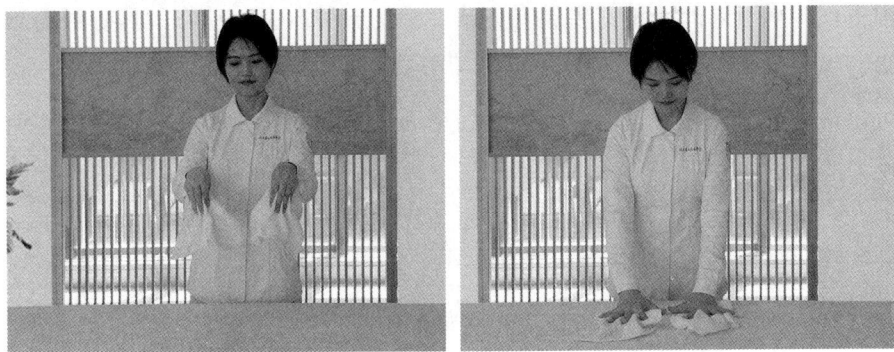

◎ 图 1-8-6

### （四）动作要领

1. 虎爪时手腕要松，指尖着力，五指灵活不僵硬。

2. 鹿角时手指要伸展自然，有张力。

3. 鸟翅时动作轻灵自然，有延伸出去的感觉。

4. 熊掌时五指要曲而外撑，充满力量感。

5. 猿勾时勾扣有力，手腕要灵活。

6. 尪痹五禽戏手指关节操的锻炼要循序渐进，不能急于求成，要持之以恒。

7. 强度：锻炼时在能力范围内，要尽可能达到关节最大的活动范围。

8. 时间、频率：每日早晚各一次，每次 10 ～ 15 分钟。

## 三、功效分析

**1. 补益肝肾，舒筋通络**：《素问·痹论》曰："风寒湿三气杂至，合而为痹也。"此论点强调了外邪在致病过程中的关键性，同时指出，本病的发生与机体正气不足密切相关。在中医学理论体系中，肝、肾、脾三脏与筋、骨、肌肉的生理功能密切相关。肝主筋，肾主骨，脾主肌肉。因此，治疗痹病的核心在于补益肝肾、舒筋通络、行气除痹。通过调整内脏功能的平衡，增强机体抵抗力，从而实现驱邪外出、恢复健康的目标。五禽戏是我国古代传承下来的一种养生健身方法，模仿五种禽类的动作，具有舒筋活络、强身健体的功效。五禽戏手指关节操则是一种针对手指关节的运动，可以活动关节，促进气血运行，使经络通畅，达到疏散邪气、增强机体免疫力的作用。

**2. 沟通表里，行气除痹：**中医学论述，经络为"内属脏腑，外络于肢节"的体系，具有沟通表里、运行气血、营养全身、抗御外邪、平衡阴阳及调节脏腑之功能。手部与全身经络紧密相连，为气血输注与交汇的要地，被誉为"四肢之端，气血之门"。五禽戏手势融入手指关节操，模仿虎、鹿、鸟、熊、猿五种动物的动作，旨在充分锻炼手部各关节与肌肉。此类锻炼方式兼具动与静、刚与柔，以手部带动全身，促进血液循环，推动全身气血运行。长期坚持，可调节人体脏腑功能，保持阴阳平衡，增强抵抗力，抵御外部邪气。在病情控制方面，有助于正胜邪退，实现病情的有效控制。

## 四、适应证与禁忌证

**1. 适应证：**类风湿关节炎早期、稳定期患者适宜操作。

**2. 禁忌证：**类风湿关节炎急性炎症期，双手皮肤有明显炎症、红肿、破溃时不宜锻炼。

## 五、注意事项

1. 尽可能在疾病早期开始进行，活动要循序渐进，强度不要过大，活动量以次日感到轻度疲劳为宜，但不要感觉筋疲力尽。

2. 操作前使用活血通络方（祛风散寒、温经通络）中药熏（泡）洗15分钟后再实施，不仅能改善晨僵，还能缓解关节疼痛症状。

3. 锻炼前尽量不加量服用止痛药，以免活动量过大损伤关节。

第九节
# 骨髓瘤摩骨通筋操

## 一、概述

中医推拿是在中医基础理论指导下，根据病情，运用各种手法作用于人体体表特定部位或穴位上，以调节机体生理、病理状态，从而达到防治疾病目的的一种方法。四肢有丰富的穴位及多条经脉循行，与脏腑、大脑相关联，通过刺激穴位、摩擦经脉，促进身体各个脏腑组织中营卫气血的运行，使之发挥生理功能。骨髓瘤病（多发性骨髓瘤）摩骨通筋操，以中医推拿技术为基础，运用各种手法作用于人体体表特定部位或穴位上，以调节机体生理、病理状态。本操通过按摩肢体手太阴肺经、足少阴肾经、足太阴脾经，刺激各相关穴位及经脉，能改善内脏供血，有效地促进血液循环及组织换气，同时摩擦、点揉特定穴位，能通经活络，舒筋整复，平衡气血阴阳，增强脾胃功能，缓解患者化疗期间胃肠道反应及焦虑情绪。本操同样适用于血液肿瘤患者多因素引起的肢冷、麻木等症状。

## 二、具体操作

### （一）评估

扫码看视频

1. **环境准备**：环境安静，温度 18 ～ 22℃，湿度 50% ～ 60% 为宜。

2. **患者自身准备**：取舒适体位，衣着宽松、舒适，情绪稳定。

**3. 患者评估**

（1）局部评估：如有骨折、扭伤、脱臼未恢复，有皮肤外伤或明显炎症、红肿、破溃处不宜按摩。

（2）全身评估：患者无出血倾向，无意识障碍，配合程度好。

## （二）用物准备

点穴棒或徒手（以下以徒手为例）。

## （三）操作步骤

**预备式**

取半坐卧位（也可以取卧位或坐位），调神志，调息（自然呼吸），调身（全身心放松，处于舒适状态）。

**第一式　按摩手太阴肺经（图1-9-1）**

❶ 伸出左手，手臂伸直，用右手手掌大鱼际或掌根附着于穴位上，以腕关节为中心，连同前臂做主动摆动，带动腕部和手指做轻柔缓和的摆动，从左胸前向手臂内侧桡侧面，沿手太阴肺经，向手掌、手指方向由上往下进行按揉，依次揉压云门、尺泽、孔最、列缺穴，每分钟揉120～160次。

❷ 伸出左手，手臂伸直，用右手手掌大鱼际或掌根附着于左上臂内侧桡侧面向下至拇指外侧面，顺经络方向进行直线摩擦。操作时右手腕关节伸直，手指自然伸开，整个指掌贴在体表部位，以肩关节为支点，右上臂主动带动手掌做直线摩擦，频率为每分钟100～120次。

❸ 以8拍节奏按摩，每步骤重复1～2次。

❹ 对侧同法。

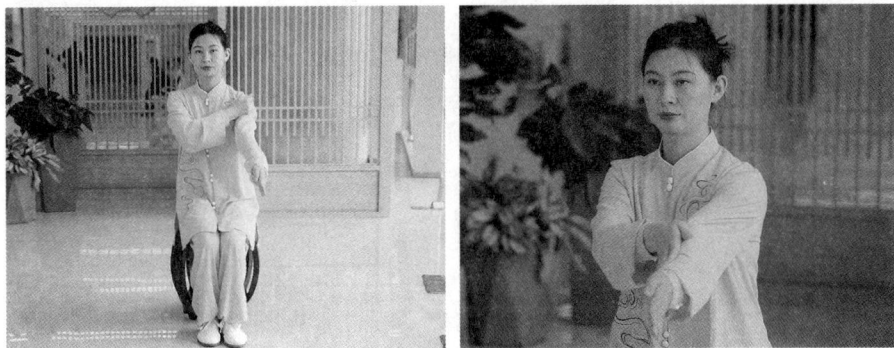

◎ 图 1-9-1

### 第二式：按摩足太阴脾经（图 1-9-2）

❶ 伸出左腿，自然屈曲置于右腿上，用右手手掌小鱼际附着于穴位上，以腕关节为中心，连同前臂做主动摆动，带动腕部和手指做轻柔缓和地摆动，从下至上，依次揉压公孙、三阴交、阴陵泉、血海穴，每分钟揉120～160 次。

❷ 伸出左腿，自然屈曲置于右腿上，用右手掌根附着于体表，从小腿内侧外缘从下至上，顺经络方向进行直线摩擦。操作时右手腕关节伸直，手指自然伸开，整个掌根贴在体表部位，以肩关节为支点，右上臂主动带动手掌做直线摩擦，频率为每分钟100～120 次。

❸ 以 8 拍节奏按摩，每步骤重复 1～2 次。

❹ 对侧同法。

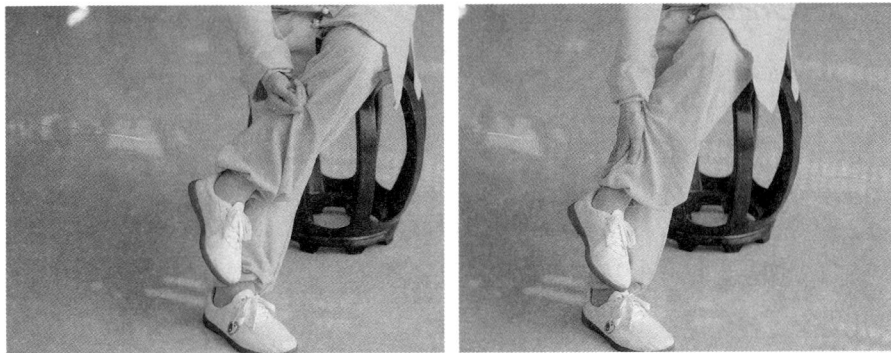

◎ 图 1-9-2

**第三式　按摩足少阴肾经**（图1-9-3）

❶ 伸出右腿，自然屈曲置于左腿上，用左手从下至上，依次揉压涌泉、太溪、照海、复溜穴，每分钟揉 120 ～ 160 次。

❷ 伸出右腿，自然屈曲置于左腿上，用左手手掌根附着于体表，从小腿内侧内缘从下至上，顺经络方向进行直线摩擦。操作时左手腕关节伸直，手指自然伸开，整个掌根贴在体表部位，以肩关节为支点，左上臂主动带动手掌做直线摩擦，频率为每分钟 100 ～ 120 次。

❸ 以 8 拍节奏按摩，每个步骤重复 1 ～ 2 次。

❹ 对侧同法。

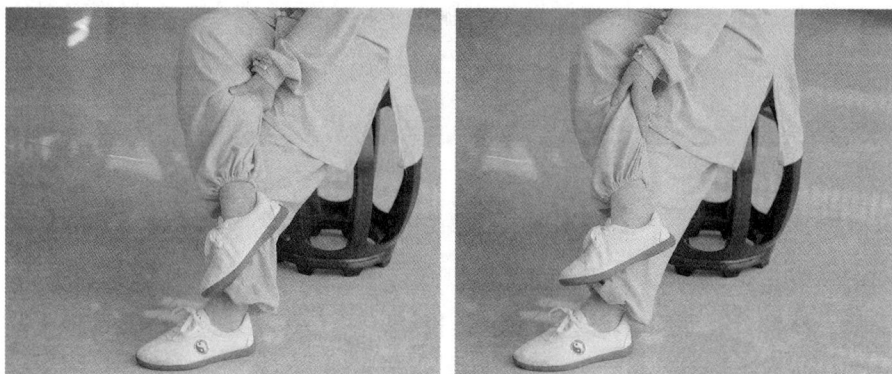

◎ 图1-9-3

**收势**

如预备式动作要领。

**（四）动作要领**

**1. 按摩手法及力度**：柔和、有力、持久、均匀，运力能达组织深部。

（1）揉法：操作时压力要轻柔，动作要协调而有节律，本法刺激量小，适用于全身各部位。

（2）擦法：操作时掌下压力不宜过大，但推动的幅度要大，动作均匀连续，自然呼吸，不可屏气，本法适用于胸腹、肩背、腰臀及四肢。

**2.按摩频次与时间**：以8拍节奏按摩，每条经络按摩1～2遍，每次2～3分钟，共15～20分钟；宜在饭后半小时后进行，每日1～2次。

**3.按摩顺序**：先进行循经重点穴位揉法，后进行循经擦法。

## 三、功效分析

**1.补肺气，调畅气机，护卫固本**：感染为骨髓瘤病的主要死亡原因之一，是由于外邪侵袭，卫气无力抗邪所致，《素问》指出"肺者，气之本"，肺主一身之气的生成与运行，按摩肺经可激发"经气"，取肺气之盛弥补肾气之缺，发挥肺脏调畅气机、宣发肺气、行气血而营阴阳，以及抵御外邪、保卫机体屏障的功能，从而达到促进组织换气、平衡气血阴阳的作用。

**2.补脾气，补血生精，养血舒筋**：骨髓瘤病以贫血为主要临床表现，脾为后天之本，气血生化之源，脾主肌肉、四肢，脾气亏损影响水谷精微向血转化，导致贫血发生，肌肉得不到营养滋润而软弱无力，进一步加重病情，故按摩脾经可改善内脏供血，有效地促进血液循环，达到健脾生精、补气生血、舒筋通络的作用。

**3.补肾气，温阳通络，生髓壮骨**：骨髓瘤多发于中老年人群，肾阳亏虚，督脉虚损，失于温煦，痰湿内生，湿毒痰瘀之邪在机体内相互交结，阻滞络脉，络脉不通而发痿证。肾主骨生髓，骨为肾之外候，按摩肾经可温补肾阳，肾经充盛，髓化有源，骨得髓养，达到生髓壮骨之功效。

## 四、适应证与禁忌证

**1.适应证**：多发性骨髓瘤患者以感染、贫血、骨痛为主要临床表现，且合并纳差、焦虑、肢冷、麻木等症状者适宜操作。

**2.禁忌证**

（1）患者有出血倾向，如血小板减少、凝血功能障碍、过敏性紫癜等患者禁用。

（2）肢体功能障碍，心血管系统功能不稳定如低血压、严重心律失常、心肌梗死、嗜睡、意识障碍或不合作者不宜按摩。

## 五、注意事项

1.根据患者的年龄、性别、病情选取相应的部位，采用合适的体位和手法。

2.操作前应修剪指甲，将手洗净，避免损伤患者皮肤。

3.治疗中要注意保暖，防止受凉。

第十节
# 虚劳补血益气按摩操

## 一、概述

中医推拿是在中医基础理论指导下，根据病情，运用各种手法作用于人体体表特定部位或穴位上，以调节机体生理、病理状态，从而达到防治疾病目的的一种方法。四肢有丰富的穴位及多条经脉循行，与脏腑、大脑相关联，通过刺激穴位、摩擦经脉，促进身体各脏腑、组织中营卫气血的运行，使之发挥生理功能。虚劳补血益气按摩操，以中医推拿技术为基础，运用各种手法作用于人体体表特定部位或穴位上，以调节机体生理、病理状态。本操通过按摩穴位，按揉腰腹，运动四肢，刺激全身各相关穴位及经脉，能改善内脏供血，有效地促进全身血液循环及组织换气，同时摩擦、揉搓特定穴位，能通经活络，升阳通督，温肾助阳，增强脾胃功能，活利四肢，从而缓解疲劳，提高身体的免疫力，对贫血、气虚等病证有一定的调理作用。本操同样适用于血液科化疗后体质虚弱患者。

## 二、具体操作

### （一）评估

**1. 环境准备**：环境安静，温度 18～22℃，湿度 50%～60% 为宜。

**2. 患者自身准备**：取舒适体位，衣着宽松、舒适，情绪稳定。

**3. 患者评估**

（1）局部评估：如有骨折、扭伤、脱臼未恢复，以及皮肤外伤或皮肤有明显炎症、红肿、破溃处不宜按摩。

（2）全身评估：患者无出血倾向，无意识障碍，配合程度好。

## （二）用物准备

点穴棒或徒手（以下以徒手为例）。

## （三）操作步骤

### 预备式

取卧位，调神志，调息（自然呼吸），调身（全身心放松，处于舒适状态）。

### 第一式　顶天立地（按摩百会、四神聪穴）

双手交叉，上举过头，置于头顶，先左右按摩头顶，再前后按摩头顶，按摩频率为每分钟60次，以8拍为节奏，做4个8拍，共32次。

### 第二式　扶阳固椎（按摩大椎穴）

❶双手交叉垫于头枕部，上下按摩头枕部，按摩频率为每分钟60次，以8拍为节奏，做4个8拍，共32次。

❷双手交叉垫于头颈部，左右按摩大椎穴，按摩频率为每分钟60次，以8拍为节奏，做4个8拍，共32次。

### 第三式　宽胸理气（按摩膻中穴）

❶双手交叉合紧，置于胸前，两手大拇指上下按摩胸骨32次。

❷双手五指微张，从胸骨正中向两侧梳理按摩胸骨32次。

❸ 双手五指微张，置于胸前，轻揉胸部32次。

❹ 每个步骤，以8拍为节奏，做4个8拍，按摩频率为每分钟60次。

## 第四式　摆肩屈肘（按摩中府穴）

❶ 甩动手臂，摆动肩关节，以左、右手交替拍打对侧锁骨下缘，并按摩中府穴8次。

❷ 双手自然伸直，掌心向上，同时屈伸肘关节。

❸ 每个步骤，以8拍为节奏，做4个8拍，按摩频率为每分钟60次。

## 第五式　时钟拍腹

❶ 双手自然放于腹部，顺时针旋转揉腹32次。

❷ 双手自然放于腹部12点位置（以肚脐为中心，上部正中为12点），双手交替，顺时针拍打腹部，从1点至12点，共24次。

## 第六式　搓腹润肠

❶ 双手分别自然放于肚脐上下缘，左右搓腹32次。

❷ 双手自然放于脐旁，上下搓腹32次。

❸ 双手交叉，自然置于腹部，从上至下推腹32次。

❹ 每个步骤，以8拍为节奏，做4个8拍，按摩频率为每分钟60次。

## 第七式　健腰固肾

❶ 两手对搓发热以后，用双手掌摩擦后腰脊柱两侧，边按摩边呼气，共用力搓32次。

❷ 双手微握拳，一手在前，一手在后，同时敲打肚脐和后肾32次。

❸ 双手叉腰，双手交替，自后向前做环形转动，各进行32次。

❹ 每个步骤，以8拍为节奏，做4个8拍，按摩频率为每分钟60次。

### 第八式　屈膝抬腿

左脚先自然曲起，伸直，然后抬高，放下；对侧同理，左右交替，频率为每分钟 60 次，做 32 次。

### 第九式　旋踝伸趾

❶ 双脚自然伸直，同时向外旋转脚踝 8 次。

❷ 双脚自然伸直，同时向内旋转脚踝 8 次。

❸ 屈伸双脚脚趾 8 次。

❹ 以上步骤循环，频率为每分钟 60 次，以 8 拍为节奏，各做 4 个 8 拍。

### 收势　丹田运转，意守关元

平躺于床上，双手置于呼吸起伏处，开始默数，随着呼吸手下滑至丹田。

## （四）动作要领

1. **按摩手法及力度**：柔和、有力、持久、均匀，运力能达组织深部。

（1）揉法：操作时压力要轻柔，动作要协调而有节律，本法刺激量小，适用于全身各部位。

（2）擦法：操作时掌下压力不宜过大，但推动的幅度要大，动作均匀连续，自然呼吸，不可屏气，本法适用于胸腹、肩背、腰臀及四肢。

（3）搓法：操作时要注意双手动作的对称性和协调性，力量要适中，同时根据不同部位和病情选择合适的搓法，本法用于四肢、胁肋部和腰背部，主要是在肌肤表面进行往返、交叉的搓揉，从而放松肌肉，促进气血流通，缓解疼痛和不适感。

（4）拍法：操作拍法时要注意指实掌虚，利用气体的振荡，虚实结合，适用部位包括肩背、腰骶、股外侧、小腿外侧诸部。

**2. 按摩频次与时间**：宜在饭后半小时后进行，每日 1～2 次。

**3. 按摩顺序**：先进行循经重点穴位揉法，后进行循经擦法。

## 三、功效分析

**1. 升清助阳，通调督脉**：现代医家认为，凡以五脏虚损为主要临床表现的多种慢性疾病均可归于虚劳或虚损范畴。血液肿瘤癌症患者素体虚弱，加上瘤体长期消耗、放疗煎灼阴液、化疗损耗阴血，皆可致机体气血阴阳虚损，造成持续且难以缓解的疲乏状态，多表现为阳气不足、精血亏虚之证，治疗时常以"虚劳"论治而用补阳滋阴、益气养血法。百会穴居首之巅，内系于脑，属督脉之要穴，为诸阳之会，统领一身之阳，能贯通诸经，统摄全身阳气，不仅能升举清气，且能益气助阳，温脏腑，通经络，贯通诸阳经。四神聪穴位于百会穴四周，犹如四路神仙各守一方，穴下有皮肤、皮下组织和帽状腱膜，经常按摩四神聪穴，可促进头部血液循环，增加大脑供血，起到醒神益智、助眠安神、消除疲劳、强健精神的功效。大椎穴，属督脉，是手足三阳经与督脉之会穴，在后背正中线上，第七颈椎棘突下凹陷中。此处布有第八颈神经后支及第一胸神经后支的内侧支，颈横动脉分支，有固卫安阳、助阳理气的功效。通过按摩头顶及后颈部，可达到升清助阳、通调督脉的作用。

**2. 补脾益气，润肠通便**：肿瘤相关性贫血（cancer-related anemia，CRA）是恶性肿瘤常见伴随疾病之一，30%～90% 肿瘤患者合并贫血。CRA 常导致肿瘤患者对放化疗的敏感性降低、生存质量下降，并作为独立因素影响患者预后，中医病名属"癌毒血枯病"，即"癌"和（或）"毒"导致血液虚少或枯竭，涉及脾、胃、心、肝、肾等多脏器病变及气血、阴阳失衡。化疗药物以毒攻邪，发挥治疗作用的同时损伤脾胃功能，耗气伤血，使气血两虚，气虚则大肠传送无力，血虚则不能濡润肠道，易引起便秘。脾胃为气血生化之源，中焦脾胃气虚，则脾的运化和胃的受纳功能受损，饮食减少，水谷精微化生不足，气血乏源，脾主肌肉、四肢，肌肉得不到营养滋润而软弱无力。通过按摩腹部，刺激脾、胃经穴位，脾胃之气得补，枢转有力，运化功能恢复，同时反射性地调节胃肠自主神经功能，使胃肠道副交感神经兴奋性增强，胃肠蠕动加快，腺体分泌增多，肠道润滑，促进粪便由结肠向直肠运动，并刺激直肠产生排空冲动而达到通便作用。

3. 宽胸理气，宁心安神：癌症相关性疲乏（cancer-related fatigue，CRF）归属中医"虚劳""虚损"的范畴，穴位按压有通经活络、补益虚弱、调理气血的功效，心主"血脉"，主"藏神"，为身之君，又主喜悦之情，按摩胸廓及膻中穴宽胸理气，以促进全身气血运行，滋养脏腑，抗御外邪，养心安神，使心情舒畅。

4. 温肾助阳，生髓壮骨：虚劳患者，肾阳亏虚，督脉虚损，失于温煦，痰湿内生，湿毒痰瘀之邪在机体内相互交结，阻滞络脉，络脉不通而发痿证。肾主骨生髓，骨为肾之外候，按摩肾经可温补肾阳，使肾经充盛、髓化有源、骨得髓养，达到生髓壮骨之效。

5. 通经活络，行气化瘀：双脚进行踝泵运动：指下肢呈伸直状态，进行背伸，即脚尖向上勾；再做跖屈，即脚尖向下伸；最后做踝关节 360° 环绕。踝关节最大限度背伸、跖屈 5 秒，每次 5～10 分钟；连续进行踝关节环绕，以每分钟 30 次的速度持续至少 5～10 分钟。以上运动每天至少 3 次，为最佳运动时长，能促进下肢静脉血液循环及淋巴液回流。

## 四、适应证与禁忌证

1. 适应证：围化疗期疲乏、贫血、精神不振者适宜操作。

2. 禁忌证

（1）患者有出血倾向，如血小板减少、凝血功能障碍、过敏性紫癜等患者禁用。

（2）肢体功能障碍，心血管系统功能不稳定，如低血压、严重心律失常、心肌梗死、嗜睡、意识障碍或不合作者不宜按摩。

## 五、注意事项

1. 根据患者的年龄、病情选取相应的部位，选用合适锻炼内容。

2. 按摩视患者体力量力而行，也可实施被动锻炼或分段间歇锻炼，过程中如感胸闷气急加剧、心慌心悸等不适时立即停止，局部感觉刺痛等不适及时调整拍打力度。

3. 拍打后出现局部皮肤发红，一般会自行消退。

4. 操作前应修剪指甲，将手洗净，避免损伤患者皮肤。

5. 治疗中要注意保暖，防止受凉。

## 第十一节
# 胸痹手指养心操

## 一、概述

　　手指养心操是现代中医学者基于经络腧穴理论，为心血管疾病患者创建的一种心脏保健运动法，它通过刺激手腕、手指、手掌等部位的穴位，带动经络的运行，发挥舒筋通络、化瘀止痛及调动气血、调节脏腑功能等作用。经络作为一个"内属脏腑，外络在肢节"的系统，具有沟通表里、联系肢体、运行气血、营养全身等功能，能帮助机体平衡阴阳，调节脏腑功能。全身共有十二条正经，其中六条是从手指通向全身的，分别是手三阴经从胸走手，手三阳经从手走头，使阴阳在指端交汇，对全身气血的流通运行有着重要的影响。而胸痹（急性心肌梗死）是由于正气亏虚，痰浊、瘀血、气滞、寒凝积聚而引起的心脉闭阻不畅，早期患者可以通过练习手指养心操促使心脏功能康复，提高其自护能力，同时本操也能缓解患者紧张、焦虑情绪，促进"双心健康"，提高生活质量，同样也适用于心力衰竭稳定期、高血压、心绞痛等心血管疾病患者。

## 二、具体操作

扫码看视频

### （一）评估

**1.环境准备：** 环境安静，温度 18 ～ 22℃，湿度 50% ～ 60% 为宜。

**2.患者自身准备**：取舒适体位，衣着宽松、舒适，情绪稳定。

**3.患者评估**

（1）局部评估：双上肢如有骨折、扭伤、脱臼未恢复，有皮肤外伤或皮肤有明显炎症、红肿、破溃处不宜操作。

（2）全身评估：患者无意识障碍，配合程度好。

## （二）用物准备

徒手即可。

## （三）操作步骤

### 预备式

取半坐卧位（也可以取卧位或站立位），调神志，调息（自然呼吸），调身（全身心放松，处于舒适状态）。

### 第一式 8字绕腕，调整阴阳（图1-11-1）

十指交叉，以腕带手，以"∞"形顺向60次，逆向60次。该动作可刺激太渊、神门、大陵等腕部的穴位。

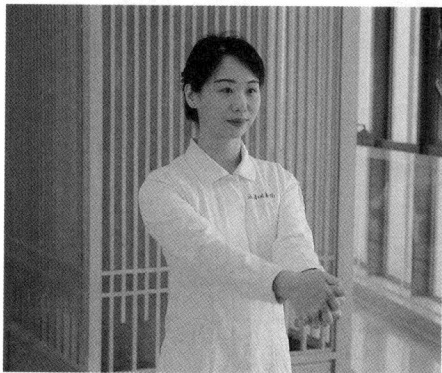

◎ 图1-11-1

### 第二式　磨运手掌，调动气血（图1-11-2）

十指自然张开，掌心相贴，以肩带手，左右摩运手掌60下。该动作可刺激劳宫、鱼际等穴位。

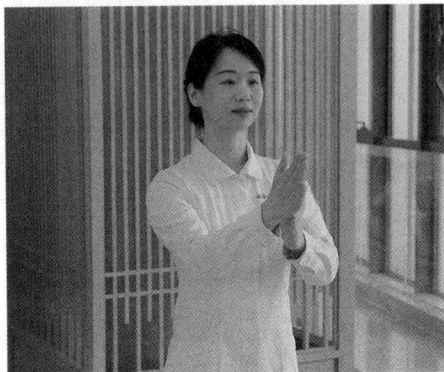

◎ 图1-11-2

### 第三式　按摩八邪，通络止痛（图1-11-3）

手心相对，十指交叉，沿着指根向指尖方向上下按摩60下，左右交换。该动作可刺激八邪等穴位。

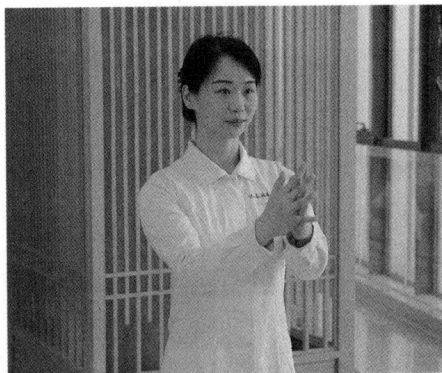

◎ 图1-11-3

### 第四式　循经拔指，通经活络（图 1-11-4）

❶ 左手放松，右手握拳，用力拔出左手大拇指、食指、中指、无名指、小指，反复 12 次，循至指甲角侧稍用力，刺激井穴。

❷ 对侧同法。

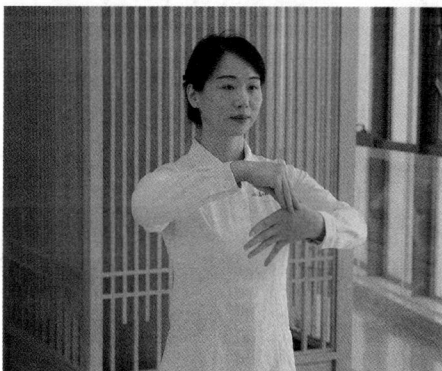

◎ 图 1-11-4

### 第五式　轮旋大拇指，益气宁神（图 1-11-5）

双手微展，十指互叉，双手大拇指互为追随绕圈，左旋 60 下，右旋 60 下。

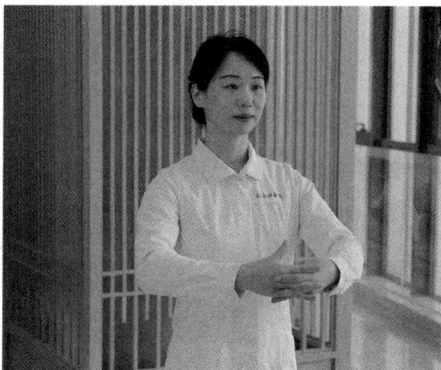

◎ 图 1-11-5

## 第六式　点按十宣，清热醒脑（图 1-11-6）

十指尖互扣 60 次，最后用力挤压 3 秒。该动作可刺激指尖的十宣穴。

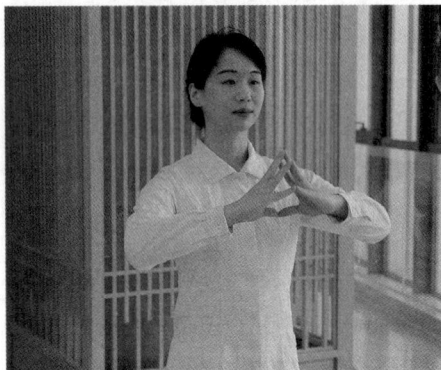

◎ 图 1-11-6

## 第七式　攒拳怒目，疏经增气（图 1-11-7）

双手用力握拳：大拇指内扣，先收拢小拇指，再无名指、中指、食指，依次收拢。反顺序放松。做 60 下，左右手同时做。

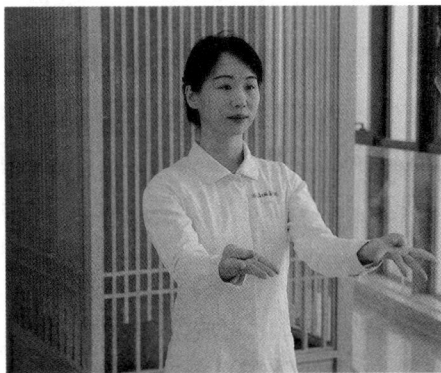

◎ 图 1-11-7

## 第八式 甩手放松，扶正祛邪（图1-11-8）

沉肩坠肘，悬腕，十指放松，甩动60次。

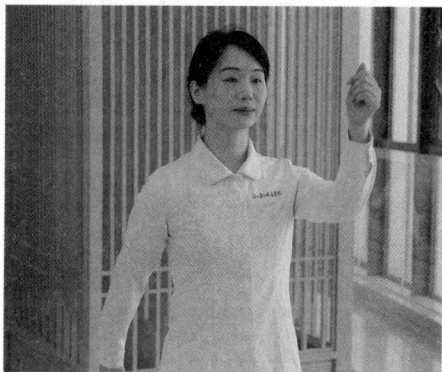

◎ 图1-11-8

### 收势

如预备式动作要领。

## （四）动作要领

**1. 练习手法及力度**：以持久、有力、均匀、柔和为原则，从而达到力量渗透。

> 持久：持续一定时间，手指不感到疲劳、酸痛。
>
> 有力：练习时有一定力度。
>
> 均匀：练习有节奏，速度不时快时慢，用力不时轻时重。
>
> 柔和：练习手法柔中有刚。

**2. 练习频次与时间**：每天两次，每次10分钟。

## 三、功效分析

**1. 调动气血，调整阴阳**：经络具有沟通表里、运行气血、平衡阴阳之功效，尤其是经络中的井穴，古代医学将井穴喻作水之源头，喻人体二十七脉之气上下循环出于全身，皆是以井穴为起点，如泉水之源头。《灵枢·根结》中又将"根"归于井穴，隐含有井穴为脏腑、经气之根本的含义。可见，井穴是临床要穴之一，对于脏腑气血、经脉之气的调节，井穴具有十分重要的作用。手指养心操通过运动双手，使手上六条正经运行起来，以通经活络，调动气血。

**2. 舒筋通络，化瘀止痛**：急性心肌梗死归于中医胸痹范畴，以胸闷胸痛、心悸气短、神疲乏力等为主要临床症状。心在体合脉，心主血脉，心气可推动血液在脉内循环运行，血液运载着营养物质以供养全身，使五脏六腑、四肢百骸、肌肉皮毛等均可获得充分的营养，以维持其正常的功能活动，同时心可生血，使血液不断地得到补充。练习手指养心操，可激发心气，发挥心脏行血生血之功效，使血脉通利，从而达到舒筋通络、化瘀止痛的作用。活动手部正经的腧穴可以达到通经止痛、活血化瘀的功效。大陵是手厥阴心包经的腧穴，有理气活血、宽胸散结、宁心定悸的功效；神门是手少阴心经的腧穴，有通经活络、宁心安神的作用；八邪穴是一组经外奇穴，有祛风通络止痛之功效；太渊是手太阴肺经的腧穴，同时也是八会穴中的脉会，可通调血脉。

**3. 清热醒脑，宁心安神**：急性心肌梗死发病急骤，给患者带来强大的心理刺激，易引起紧张、恐惧、焦虑、抑郁等不良情绪，不利于患者疾病恢复。而手指养心操一可以转移患者注意力，二可清热醒脑、宁心安神。少冲是手少阴心经的井穴，有清心安神、开窍泄热之功效；正经中阴经之荥穴属火，可以清热，劳宫是手厥阴心包经之荥穴，有清心火、安心神之效；鱼际为手太阴肺经的荥穴，具有清肺热、利咽喉之功效；通里穴为手少阴心经的络穴，可以使患者很好地平复情绪，有清心开窍、益气宁神、通经活络之功效。练习手指养心操时，六条正经都能更好地运行气血，以上所述穴位对于急性心肌梗死的患者均能发挥重要的作用。

## 四、适应证与禁忌证

**1. 适应证**：急性心肌梗死早期患者适宜操作。

**2. 禁忌证**：心功能Ⅳ级、病后极度虚弱者及不配合者不宜操作。

## 五、注意事项

1. 锻炼时间：饭后半小时后进行。

2. 练习时注意调整呼吸，手法强调柔和、均匀、有力。

> 柔和：手法轻而不浮，重而不滞，柔中有刚。
>
> 均匀：按揉有节奏，速度不时快时慢，压力不时轻时重。
>
> 有力：有一定力度，以手指轻微酸痛为度，患者能够耐受为宜。

3. 练习时如感胸闷气急加剧、心慌心悸等不适时立即停止练习。

# 消渴痹病下肢康复操

## 一、概述

消渴痹病下肢康复操是一套基于踝泵运动和毕格尔运动，结合中医经络理论，专注于增强下肢肌肉力量、维持正常下肢关节活动度、改善下肢循环的康复运动锻炼操。下肢有丰富的穴位及多条经脉循行，与脏腑、筋骨相关联，通过下肢关节活动、刺激穴位、按揉经脉，促进身体的各个脏腑组织中营卫气血的运行，使之发挥生理功能。消渴病痹病下肢养护操通过下肢关节及肌肉活动，联合按揉足三阴经、足三阳经，刺激各相关穴位及经脉，从而增加血液灌注量，改善血管内皮功能，从而改善缺血缺氧对糖尿病周围神经功能的不良影响。本操同样适用于痹证，对以四肢疼痛、麻木、乏力、发凉、烧灼感、袜套感为主要临床表现的疾病有改善作用。

## 二、具体操作

### （一）评估

**1. 环境准备**：环境安静，温度 18 ～ 22℃，湿度 50% ～ 60% 为宜。

**2. 患者自身准备**：调神志，调息（自然呼吸），调身（全身心放松，处于舒适状态）。取舒适体位，衣着宽松，情绪稳定，注意保暖。

**3. 患者评估**

（1）局部评估：双下肢如有骨折、扭伤、脱臼未恢复者不宜锻炼。肢体偏瘫患者需先进行康复评估。

（2）全身评估：患者无意识障碍，配合程度好。高龄体弱、平衡能力差等患者需有人协助和保护。

## （二）准备

无用物准备。

## （三）操作步骤

### 预备式

全身放松，平卧床沿，两臂自然放于身体两侧，两腿伸直稍分开，调神志，调息（自然呼吸），调身（全身心放松，处于舒适状态）。

### 第一式　踝泵运动

下肢伸直，大腿放松，脚尖缓缓往上勾，保持3～5秒，然后脚尖绷直往下压，保持3～5秒，放松，每次5组。

### 第二式　踝关节环转运动

以踝关节为中心，脚趾做360°环转，尽量保持最大的动作幅度，顺时针、逆时针交替进行，每次5组。

### 第三式　卧位膝关节屈伸运动

平卧，后跟紧贴床面，做膝关节屈伸运动，双下肢交替进行，每组15～20次，每组用时3分钟。

### 第四式　直腿抬高运动

膝关节伸直，踝关节尽量背伸，缓慢抬起，整个下肢抬高离床面约60～90cm，保持30秒，缓慢直腿放下，两侧交替，持续2～3分钟。

### 第五式 股四头肌收缩运动

平卧，将毛巾卷叠在膝下，脚后跟紧贴床面，膝关节用力向下压毛巾卷，保持 5 ~ 10 秒后放松，两侧交替进行，每次 2 ~ 3 分钟。

### 第六式 华格尔运动

双下肢直腿抬高 45°并保持 1 ~ 2 分钟，每次 5 组，可在家属协助或保护下进行。

### 第七式 双足放松运动

坐于床边，两腿自然下垂。双足垂于床边，同时双足进行背屈、跖屈、左右摆动，脚趾上翘、伸开、收拢，直至足部完全变成粉红色，整个过程持续 2 分钟。

### 第八式 站姿提膝勾脚

站于床边，挺胸缩腹，可手扶椅背保持平衡。提膝同时勾脚，勾脚时脚尖向上，膝部尽量抬高，提膝时对侧大腿肌肉收紧，两侧轮流，每次 5 组。

### 第九式 站姿摆腿勾脚

膝关节伸直，向前抬腿勾脚，脚尖向上，两侧轮流，每次 5 组。

### 第十式 站姿摆腿运动

膝关节伸直，抬腿，脚朝向斜对侧，脚尖向上，勾脚，下肢向前、向外、向后侧环转，做髋关节的环形活动，保持臀部收紧，上身不动，两侧轮流，每次 5 组。

## 第十一式 站姿伸腿踢臀

大腿和身体保持中线，保持收紧，小腿勾脚向后踢，大腿保持不动，两侧轮流，每次5组。

## 第十二式 站立位提踵运动

膝关节伸直，踮起脚，脚后跟离地，维持10秒，每次10组。

## 第十三式 按揉下肢穴位

坐位，双手环形按摩足三阴经、足三阳经，从下到上，重点按摩委中、阴陵泉、阳陵泉、足三里、三阴交穴，每穴按压1分钟。再轻拍小腿和大腿肌肉，从下到上，持续2～3分钟。

## 收势

如预备式动作要领。

## （四）动作要领

**1. 运动力度**：以持久、有力、均匀、柔和为原则，从而达到力量渗透。

持久：下肢肌肉收缩和放松交替，持续一定时间，不感到疲劳、酸痛。

有力：运动要有一定力度，以身体微微发热为度，局部会有轻度的牵拉感，以能够忍受为宜。

均匀：速度不时快时慢，压力不时轻时重，保持膝关节、踝关节等部位的伸直和屈曲。

柔和：手法轻而不浮，重而不滞，柔中有刚。

2. **运动频次与时间**：宜在饭后半小时进行，每次 20 ～ 30 分钟，每日 1 ～ 2 次。

3. **运动顺序**：按照卧位功能锻炼、坐位功能锻炼、站立位功能锻炼的顺序进行。

## 三、功效分析

1. **疏通经脉，活血化瘀**：消渴病痹证是糖尿病中一种常见并发症，患者常伴有两侧肌肉萎缩、肢体麻木、发凉、乏力、刺痛等症状，多因消渴病日久，肝肾不足，气血两虚，络脉瘀滞，筋脉失养所致。消渴病痹证下肢养护操通过活动下肢的各个肌群，通过肌肉力量的训练，维持关节的正常活动度，起到舒筋活络、活血化瘀、营养神经的作用，有利于改善消渴病痹证麻木、疼痛等不适症状。

2. **行气活血，温经祛浊**：消渴病痹证病变部位主要在肢体脉络，在气虚、阴虚、气阴两虚的基础上发展，肢体脉络失荣，脏腑代谢紊乱，瘀血、痰浊相互痹阻于脉络，出现肢体麻木、肢冷等症状。《素问》云"治痿独取阳明"，下肢包含足三阴经及足三阳经，通过消渴病痹证下肢养护操刺激下肢经络穴位，调理相应脏腑功能，促进新陈代谢，刺激血管扩张，行气活血，温阳健脾，有效改善消渴病痹证乏力、发凉等不适症状。

## 四、适应证与禁忌证

1. **适应证**：糖尿病以肢体疼痛、麻木、乏力等症状者适宜操作。
2. **禁忌证**：有下肢静脉血栓者禁用。

## 五、注意事项

1. 每次锻炼时配合缓慢呼吸，动作宜缓不宜快。

2. 注意保暖，站立时可脚踩垫子。

3. 动作不熟练、平衡能力差和高龄体弱人群，需有人在旁协助和保护。

## 第十三节
# 癥瘕化疗脾胃康复操

## 一、概述

　　癥瘕化疗脾胃康复操是通过按摩腹部，拍打上肢手阳明大肠经、下肢足阳明胃经、足太阴脾经，刺激各相关穴位及经脉，改善内脏供血，促进血液循环及增强脾胃运化功能，从而减轻化疗引起的胃肠道反应的一种保健操。《灵枢·经水》曰："经脉十二者，外合于十二经水，而内属于五脏六腑。"经脉作为联系脏腑和四肢的中间桥梁，可调整人体脏腑的阴阳虚实。四肢有丰富的穴位及多条经脉循行，与下焦脏腑相关联，通过刺激穴位，拍打经脉，促进身体的各个脏腑组织中营卫气血的运行，使之发挥生理功能。胃癌、肠癌等肿瘤患者久病体弱，脏腑功能虚衰，而化疗更进一步损伤脾胃，扰乱人体气血；若脾气失健，胃虚失和，清气不升，浊气上逆，则导致恶心、呕吐。癥瘕化疗患者脾胃保健操可以疏通经气，促进全身气血运行，调理脾胃，健脾益气，从而改善化疗后的胃肠道反应。适用于化疗后恶心呕吐、纳呆的患者。

## 二、具体操作

### （一）评估

**1. 环境准备**：环境安静，温度 18 ～ 22℃，湿度 50% ～ 60% 为宜。

**2. 患者自身准备**：取舒适体位，衣着宽松、舒适，情绪稳定。

**3.患者评估**

（1）局部评估：四肢如有骨折、扭伤、脱臼未恢复，或皮肤有明显炎症、红肿、破溃处不宜操作。

（2）全身评估：患者无意识障碍，配合程度好。

## （二）用物准备

经络拍打板或徒手手掌（以下以手掌为例）。

## （三）操作步骤

### 预备式

取半坐卧位（卧位或站立位），调息（自然呼吸），调身（全身心放松，处于舒适状态，可卧可坐可站）。

### 第一式　腹部按摩

双手相叠在下腹部，顺时针从右下腹部向上推至右上腹，再经脐上方横过上腹部。再转至左下腹，然后推至原处为一次，共做20次。

### 第二式　拍打手阳明大肠经

❶ 伸出左手手掌，掌心朝右，左手手指自然并拢，掌指关节稍屈曲，手掌稍空，腕关节放松，用腕关节带动手掌进行弹拍。

❷ 沿上臂外侧手阳明大肠经，从手掌桡侧方向（合谷穴）向肩部（肩髃穴）由下向上进行拍打。

❸ 以4拍节奏拍打，拍打频率为每分钟60次，拍打4～5分钟。

❹ 在合谷、曲池、手三里、肩髃等穴位处进行拍打，每穴1～2分钟。

❺ 对侧同法。

### 第三式　拍打足阳明胃经

❶ 伸出双手，掌心朝上，手指自然并拢，掌指关节稍屈曲，手掌呈空杯状，腕关节放松，以腕关节带动手掌进行弹拍。

❷ 从膝盖以下，沿足阳明胃经，向脚外踝方向由上往下进行拍打。

❸ 以4拍节奏拍打，拍打频率为每分钟60次，拍打4～5分钟。

❹ 在足三里、上巨虚、下巨虚等穴位处进行拍打，每穴1～2分钟。

### 第四式　拍打足太阴脾经

❶ 伸出双手，掌心朝上，手指自然并拢，掌指关节稍屈曲，手掌呈空杯状，腕关节放松，以腕关节带动手掌进行弹拍。

❷ 从下肢内侧面（三阴交穴），沿足太阴脾经自下而上拍打至阴陵泉。

❸ 以4拍节奏拍打，拍打频率为每分钟60次，拍打4～5分钟。

❹ 在三阴交、漏谷、地机、阴陵泉等穴位处进行拍打，每穴1～2分钟。

### 收势

如预备式。

## （四）动作要领

**1. 拍打手法**：强调持久、有力、均匀、柔和，从而达到力量渗透。

持久：持续一定时间，手不感到疲劳、酸痛。

有力：拍打有一定力度，以局部皮肤微红为度，以患者能够忍受为宜。

均匀：拍打有节奏，速度不时快时慢，压力不时轻时重。

柔和：手法轻而不浮，重而不滞，柔中有刚。

**2. 拍打频次与时间**：以 4 拍节奏拍打，拍打频率为每分钟 60 次，每条经络拍打 10 ~ 15 次。拍打时力量不需要太大，以皮肤微微发红为宜。

**3. 拍打顺序**：循经拍打，在重点穴位，左右两侧经脉交替拍打。

## 三、功效分析

**1. 通理攻下，扶正祛邪**：大肠司传导糟粕、主津；脾主运化，化生气血，完成人体水谷精微与水湿的运化。大肠传导功能的正常发挥有赖于气化津液、濡润肠道来实现糟粕的运载，脾胃虚弱之后，传导失司，气虚则推动无力，糟粕内停，血虚则肠道失于濡润，燥屎内结，进一步加重脾胃负担，故治肠有助于化疗胃肠道反应的缓解。通过拍打大肠经可以起到振奋大肠经阳气、疏通气血、祛除邪气，以及润肠通便、补益气津之功效。合谷是手阳明大肠经的原穴，具有宣泄气中之热、升清降浊、宣通气血之功效；手三里具有疏经通络、清肠利腑之功效；曲池为手阳明大肠经之合穴，具有通里达表、清热化痰、调和气血、疏经通络之功效。

**2. 调理脾胃，健脾益气**：肿瘤患者久病体弱，脏腑功能虚衰，而化疗更进一步损伤脾胃，可扰乱人体气血，更易损伤脾胃的正常功能，气血生化不足；若脾气失健，胃虚失和，清气不升，浊气上逆，则导致恶心、呕吐。拍打胃经脾经可以疏通经气，以促进全身气血运行，调理脾胃，健脾益气，改善化疗后胃肠道反应之功效。足三里是足阳明胃经的合穴，具有调理脾胃、补中益气、通经活络、扶正祛邪的作用；三阴交是足太阴脾经、足少阴肾经、足厥阴肝经交会之处，具有健脾益血，调肝补肾之功效；阴陵泉为足太阴脾经的合穴，具有温中运脾、除湿祛邪之功效。

## 四、适应证与禁忌证

**1. 适应证**：化疗患者以恶心呕吐、纳呆为主要症状，伴有乏力及胃肠道症状者适宜操作。

**2. 禁忌证**

（1）有出血倾向，如血小板减少、白血病、过敏性紫癜等患者禁用。

（2）肺功能Ⅳ级患者，病重、病后极度虚弱者及不合作者不宜拍打。

## 五、注意事项

1. 使用手掌或借助经络拍打板操作均可。

2. 拍打时左右两侧经脉对称拍打。

3. 拍打时会有轻度的疼痛，拍打后会出现皮肤发红或轻度瘀块，如感觉刺痛等不适及时调整。

4. 拍打时感胸闷气急加剧、心慌心悸等不适时立即停止拍打。

5. 锻炼时间：饭后半小时为宜。

# 癞瘕手足综合征健指操

## 一、概述

健指操是一种利用手指的各种动作（包含手指、手掌及腕关节等各部位）来配合完成动作的保健体疗法。人体手指指尖及指两侧是经络的通道，中医针灸学称之为"十井穴"，是手六经气血循环运转的起止点。癞瘕手足综合征（HFS）属于中医学"痹证""毒疮"等范畴。《素问·五脏生成篇》曰："血凝于肤者，为痹。"本病病位在手足，病性本虚标实，病机为经络瘀阻。通过健指操锻炼，调整六经气血平衡，促进经络通畅，能有效改善手部血液循环，促进手部皮肤新陈代谢，加速皮损愈合，从而增强机体活力。适用于1级HFS患者以手或足出现无痛性肿胀、红斑或不适（但并不影响正常活动）为主要症状者。适用于肿瘤患者使用化疗药物或分子靶向药物后引起的手指周围神经末梢病变的康复和预防。

## 二、具体操作

### （一）评估

扫码看视频

**1. 环境准备：** 环境安静，温度 18～22℃，湿度 50%～60% 为宜。

**2. 患者自身准备：** 取舒适体位，衣着宽松、舒适，情绪稳定。

**3. 患者评估**

（1）局部评估：双手如有骨折、扭伤、脱臼未恢复，或皮肤有明显炎症、红肿、破溃处不宜健指。

（2）全身评估：患者无意识障碍，配合程度好。

## （二）用物准备

徒手手掌（以下以手掌为例）。

## （三）操作步骤

**预备式**

取半坐卧位（卧位或坐位），操作前调神志，调息（自然呼吸），调身（全身心放松，处于舒适状态，可卧可坐可站）。

**第一式　掌心对搓**（图1-14-1）

❶ 伸出双手，掌心相对，然后两手心上下缓慢滑动，重复动作。

❷ 力度均匀，频率为每分钟30次，进行4个8拍操作。

**第二式　指尖对搓**（图1-14-2）

❶ 伸出双手，指尖相对，然后指尖上下缓慢滑动，重复动作。

❷ 力度均匀，频率为每分钟30次，进行4个8拍操作。

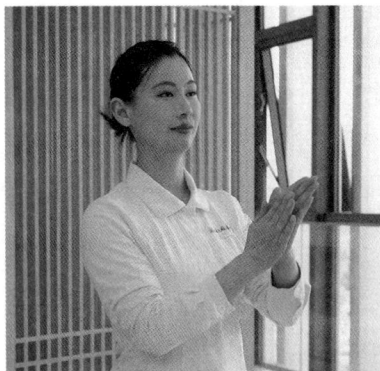

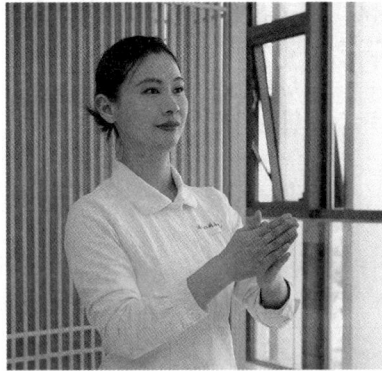

◎ 图1-14-1　　　　　　　　　◎ 图1-14-2

### 第三式　十指交叉（图 1-14-3）

❶ 伸出双手，十指交叉，然后上下缓慢滑动，重复动作。

❷ 力度均匀，频率为每分钟 30 次，进行 4 个 8 拍操作。

### 第四式　拉伸十指（图 1-14-4）

❶ 单手置于胸前，掌心向内，另一手依次从拇指、食指、中指、无名指、小指根部向上拉作拉伸动作，换手重复动作。

❷ 力度均匀，频率为每分钟 30 次，进行 4 个 8 拍操作。

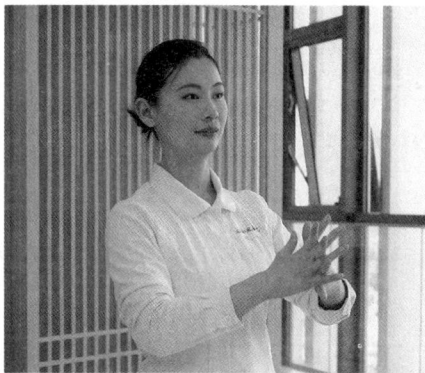

◎ 图 1-14-3

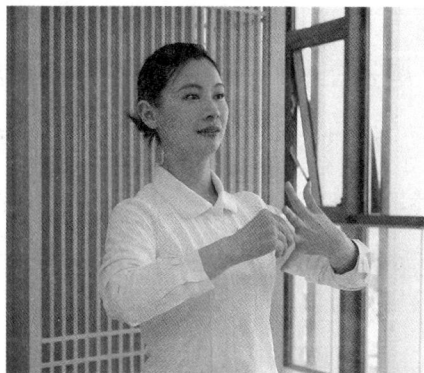

◎ 图 1-14-4

### 第五式　五指开合（图 1-14-5）

❶ 伸出双手，置于胸前，十指自然打开，重复动作。

❷ 力度均匀，频率为每分钟 30 次，进行 4 个 8 拍操作。

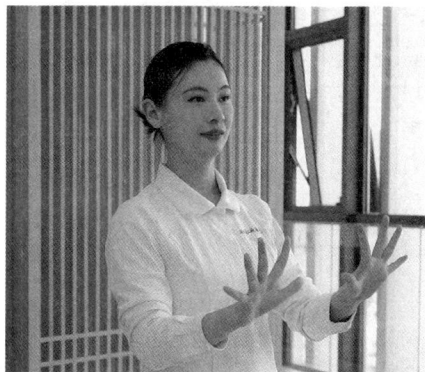

◎ 图 1-14-5

### 第六式　十指抓松

❶ 双手平摊，掌心向上，然后握拳，再打开，重复动作。

❷ 力度均匀，频率为每分钟 30 次，进行 4 个 8 拍操作。

### 第七式　平击合谷穴（图 1-14-6）

❶ 伸出双手，掌心朝下，呈握拳状，两手距离 10 ～ 20cm 向内平击，并撞击合谷穴。

❷ 力度均匀，频率为每分钟 60 次，进行 4 个 8 拍操作，以皮肤有微微酸痛感为宜。

### 第八式　按揉内劳宫穴（图 1-14-7）

❶ 伸出左手，掌心朝上，右手拇指轻轻按揉内劳宫穴，其余四指轻轻托住左手。

❷ 力度均匀，频率为每分钟 60 次，进行 4 个 8 拍操作，以皮肤有微微酸痛感为宜。

❸ 对侧同法。

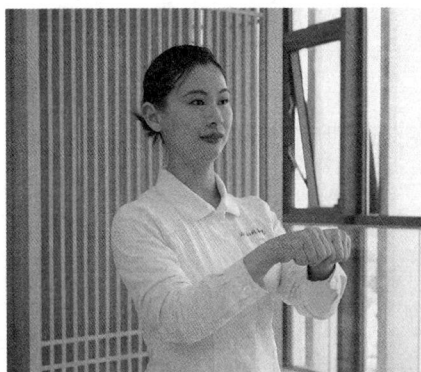 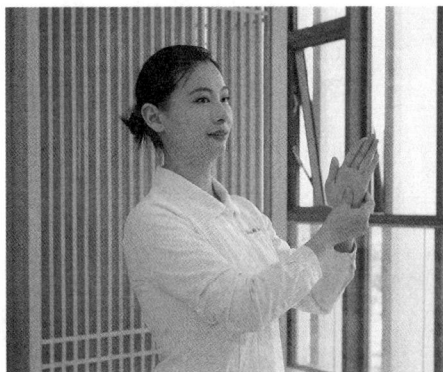

◎ 图 1-14-6　　　　　　　　　　　　　◎ 图 1-14-7

**第九式　按揉内关穴**（图 1-14-8）

❶ 伸出左手，掌心朝上，右手拇指轻轻按揉内关穴，其余四指轻轻托住左手。

❷ 力度均匀，频率为每分钟 60 次，进行 4 个 8 拍操作，以皮肤有微微酸痛感为宜。

❸ 对侧同法。

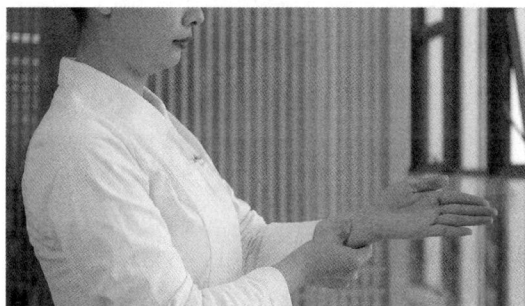

◎ 图 1-14-8

**第十式　弹手指**（图 1-14-9）

❶ 双手向前平伸，掌心向前，然后大拇指依次向各个手指按压，重复动作。

❷ 力度均匀，频率为每分钟 30 次，进行 4 个 8 拍操作。

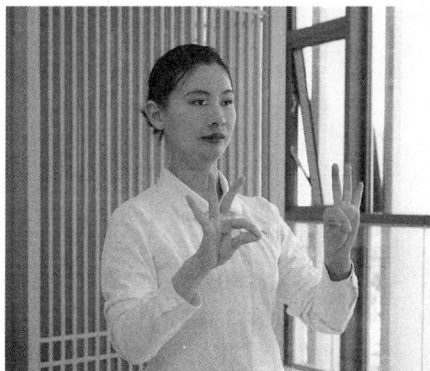

◎ 图 1-14-9

## 第十一式 平击十宣穴（图1-14-10）

❶ 伸出双手，掌心相向，指尖相对，两手距离5cm向内平击，撞击十宣穴。

❷ 力度均匀，频率为每分钟60次，进行4个8拍操作，以皮肤有微微酸痛感为宜。

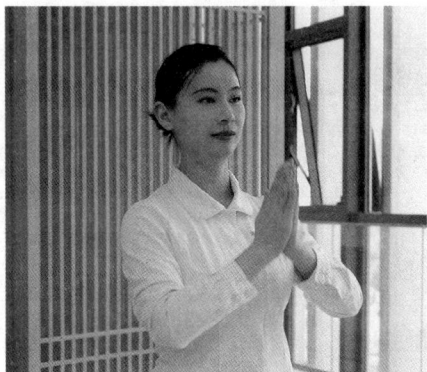

◎ 图1-14-10

**收势**

如预备式动作要领。

## （四）动作要领

**1. 练习手法及力度**：以持久、有力、均匀、柔和为原则，从而达到力量渗透。

> 持久：持续一定时间，手指不感到疲劳、酸痛。
>
> 有力：练习时有一定力度。
>
> 均匀：练习有节奏，速度不时快时慢，用力不时轻时重。
>
> 柔和：练习手法柔中有刚。

2.**练习频次与时间**：每天坚持做 3 ～ 5 次，每次约 15 分钟。

## 三、功效分析

**1.开窍苏厥，通络止痛**：十宣穴亦为经外奇穴，《针灸大成》记载："十宣穴，位于手十指头上，去爪甲一分。"《千金要方》记载："十宣穴，别名鬼城。"十宣穴为手三阴经与手三阳经交会处，有开窍苏厥、通络止痛之功效。内关穴属于手厥阴心包经，是心包经络穴，有和胃降逆、理气镇痛、宣肺平喘、缓急止痛、降逆止呕、调补阴阳气血、疏通经脉的功效。

**2.宣通气血，增强免疫**：合谷穴为大肠经原穴，属阳主表，宣泄气中之热，有升清降浊、疏风散表、宣通气血之功效。劳宫穴属手厥阴心包经，有清心火、除湿热、凉血息风、理气和胃、镇惊安神之功效。现代研究发现，劳宫穴有良好的强壮心脏的功能，经常按摩劳宫穴，有利于强壮心脏及增强免疫作用。

## 四、适应证与禁忌证

**1.适应证**：1级 HFS 患者以手或足出现无痛性肿胀、红斑或不适（但并不影响正常活动）为主要症状者适宜操作。

**2.禁忌证**

（1）2级 HFS 症状：手或足出现伴有疼痛的红斑、肿胀或不适，且影响到日常生活者不宜操作。

（2）3级 HFS 症状：手或足出现皮肤脱落、溃疡、水疱或出现严重的疼痛或不适导致患者无法工作及进行日常活动者不宜操作。

## 五、注意事项

1.时间要适当：健指操需要每天坚持，时间以 20 分钟为宜；时间不要过长，以免出现头晕、心慌等症状。

2.选择合适的运动：做手指操时建议配合有氧运动，如慢走，慢跑等，避免剧烈运动，以免使肌肉拉伤，出现疼痛、红肿等症状。

3.感胸闷气急加剧、心慌心悸等不适时立即停止。

4.锻炼时间：避免空腹操作，建议饭后半小时进行。

第十五节

# 便秘手部九宫通便操

## 一、概述

手部九宫通便操是通过有规律的按摩刺激功能性便秘患者的手掌面食指、中指与无名指的九个指节区（似九宫格）相应穴位，调节心、肝、脾、肺、三焦等多种脏器，起到调理三焦脾胃、理脾生精、清热消积通便的功效。中医学认为，手部有手三阴、手三阳六条经络，其他经脉都通过经络

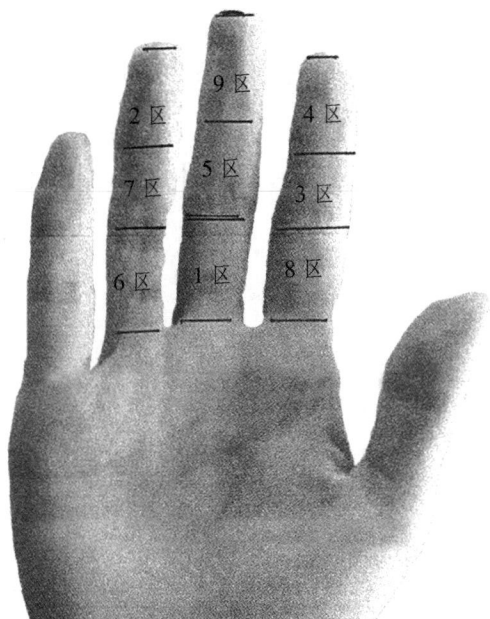

◎ 图1-15-1　便秘手部九宫通便操手部九宫示意图

的交会、相合关系而最终与手相连。因此，人体内脏器官的生理和病理变化均可由经络传递到手的相关部位。食指属大肠经，有商阳、大肠、小肠等穴，均有调理胃肠、通便的功效；中指属心包经，有心穴、便秘点、胃肠穴，有主血脉、调精神、通便的功效；无名指属三焦经，有肺穴、肝穴等，有调节内脏、清热通腑、通便的功效；小指属心经，有肾穴、命门穴，有滋阴潜阳、润畅通便、温益肾阳、调理冲任的功效。诸穴、经络合用，可行滞通腑、宣肺导下。适用于功能性便秘的防治，同时还可以缓解腹胀和焦虑情绪。

## 二、具体操作

### （一）评估

**1. 环境准备**：环境安静，温度 18 ～ 22℃，湿度 50% ～ 60% 为宜。

**2. 患者自身准备**：取舒适体位，衣着宽松、舒适，情绪稳定。

**3. 患者评估**

（1）局部评估：双手掌如有骨折、扭伤、麻木未恢复，或皮肤有明显炎症、红肿、破溃处不宜按摩。

（2）全身评估：患者无意识障碍，无肢体偏瘫，配合程度好。

### （二）用物准备

穴位按摩棒或者徒手。

### （三）操作步骤

**预备式**

取半坐卧位（也可以取卧位或站立位），调神志，调息（自然呼吸），调身（全身心放松，处于舒适状态）。

### 第一式 激活手三阴、三阳经络

用右手掌搓左手掌顺时针转 36 圈，再逆时针转 24 圈，然后用右手掌面搓左手背顺时针转 36 圈、逆时针转 24 圈。

### 第二式 按摩心包经、小肠穴

用右手拇指按摩左手中指 9 区（右手的其余四指托住左手手指背与拇指合力按揉），先顺时针转 36 圈，再逆时针转 24 圈，然后点压 9 区 3 次，着重按压 9 区的指尖端（距离指甲游离缘 0.1 寸）、心穴。再按摩左手中指 1 区，先顺时针转 36 圈，再逆时针转 24 圈，然后点压 1 区 3 次，着重点压便秘点穴位。

### 第三式 按摩小肠穴、肝穴

用右手拇指按摩左手食指 3 区（右手的其余四指托住左手手指背与拇指合力按揉），先顺时针转 36 圈，再逆时针转 24 圈，然后点压 3 区 3 次，着重按压 3 区的小肠穴。再按摩左手中指 7 区，先顺时针转 36 圈，再逆时针转 24 圈，然后点压 7 区 3 次，着重点压肝穴。

### 第四式 按摩大肠穴、三焦经

用右手拇指按摩左手食指 4 区（右手的其余四指托住左手手指背与拇指合力按揉），先顺时针转 36 圈，再逆时针转 24 圈，然后点压 4 区 3 次，着重按压 4 区的指尖端（距离指甲游离缘 0.1 寸）、商阳穴、大肠穴。再按摩左手中指 6 区，先顺时针转 36 圈，再逆时针转 24 圈，然后点压 6 区 3 次。

### 第五式 按摩肺穴、二间穴

用右手拇指按摩左手无名指 2 区（右手的其余四指托住左手手指背与

拇指合力按揉），先顺时针转 36 圈，再逆时针转 24 圈，然后点压 2 区 3 次，着重按压 3 区的指尖端（距离指甲游离缘 0.1 寸）、肺穴、关冲穴。再按摩左手中指 8 区，先顺时针转 36 圈，再逆时针转 24 圈，然后点压 8 区 3 次，着重点压二间穴。

### 第六式 按摩胃肠穴

用右手拇指按摩左手中指 5 区（右手的其余四指托住左手手指背与拇指合力按揉），先顺时针转 36 圈，再逆时针转 24 圈，然后点压 3 区 3 次，着重按压 5 区的胃肠穴。

### 收势

双手掌面对搓，顺时针转 36 次，逆时针转 24 次。

### （四）动作要领

1.按摩手法及力度：适中、柔和、持久。

适中：按揉有一定力度，以局部皮肤微红为度，局部会有轻度的疼痛，以能够忍受为宜。

柔和：手法轻而不浮，重而不滞，柔中有刚。

持久：持续一定时间，手不感到疲劳、酸痛。

2.按摩的顺序：米字形按摩法，顺序是 9 区、1 区、3 区、7 区、4 区、6 区、2 区、8 区、5 区。

3.习惯性便秘者，每天可按揉 2～3 次。

## 三、功效分析

1.行滞通腑，宣肺导下：对便秘的记载首见于《黄帝内经》，其称便秘为"后不利""大便难"。本病病位主要在大肠,但与肺、脾(胃)、肝、肾诸脏腑相关,其基本病机为大肠通降不利,传导失司。手部的手三阴、手三阳与其他经脉都有交会,按摩食指可刺激手阳明大肠经和手太阴肺经的穴位,肺与大肠互为表里,肺的宣发和肃降对体内水液输布、运行和排泄有疏通和调节作用。按摩中指可刺激手厥阴心包经的穴位,心主血脉,有推动血液运行于脉中的作用,从而达到通畅气血、温养全身的功效。

**2. 润燥通便,清热理气:**按摩无名指可刺激手少阳三焦经,三焦主持诸气,总司人体的气化活动,有协调肺、脾、肾等调节水液代谢的功能,使津液下润肠道,排便通畅;刺激无名指上的肝穴、肺穴则可清热理气,使气血和调、经络通利。诸穴、经络合用,可行滞通腑、宣肺导下。

## 四、适应证与禁忌证

**1. 适应证:**因气阴不足或燥热内结,腑气不畅所致,表现为大便不通、排便周期延长、排便艰难或排便不畅等功能性便秘、腹胀患者,以及焦虑患者适宜操作。

**2. 禁忌证**

(1)患者有出血倾向,如血小板减少、白血病、过敏性紫癜等患者禁用。

(2)手指有外伤,无法按摩的患者不宜操作。

## 五、注意事项

1. 操作前应修剪指甲,以防损伤皮肤。

2. 习惯性便秘者:每天要保证充足饮水,多食全麦粉、玉米、红薯、燕麦等粗粮,多吃韭菜、菠菜、芹菜、白菜等多纤维蔬菜。

3. 整个操作过程专注,将意念放在腹部,随着按揉感受肠道蠕动。

## 六、相关腧穴功效主治

表 1-15-1　便秘手部九宫通便操相关腧穴功效主治

| 经脉 | 穴位 | 定位 | 功效与主治 |
|---|---|---|---|
| 手阳明大肠经 | 小肠穴 | 位于掌面，食指第一、二节指骨间横纹中点。 | 清小肠之热。<br>主治小肠病。 |
| | 大肠穴 | 位于掌面，食指第二、三节指骨间横纹中点。 | 理气降逆、调和肠胃。<br>主治腹泻、便秘。 |
| | 二间穴 | 位于食指桡侧第2掌指关节前凹陷中。 | 解表，清热，利咽。<br>主治头面五官疾患等。 |
| 手少阳三焦经 | 肝穴 | 位于掌面，无名指第一、二节指骨间横纹中点。 | 疏肝解郁、顺气导滞。<br>主治胁肋疼痛、胃院胀满。 |
| | 肺穴 | 位于掌面，无名指第二、三节指骨间横纹中点。 | 清热宣肺、利肠通便。<br>主治咳嗽，气喘，胸闷。 |
| 手厥阴心包经 | 心穴 | 位于掌面中指第二、三节指骨间横纹中点。 | 疏通经脉、行气通脐。<br>主治心血管疾病。 |
| | 胃肠穴 | 位于劳宫穴与大陵穴连线的中点处。 | 泄热导滞、润畅通便。<br>主治胃炎、溃疡病、胆道蛔虫，消化不良。 |
| 手少阴心经 | 肾穴 | 位于掌面小指第二、三节指骨间横纹中点处。 | 滋阴潜阳、润畅通便。<br>主治夜尿、尿频。 |
| | 命门 | 位于掌面小指第一、二节指骨间横纹中点。 | 温益肾阳、调理冲任。<br>主治腰痛、遗精、阳痿。 |

第十六节

# 便秘润肠按摩操

## 一、概述

　　润肠按摩操是从按摩法、"拍击功"等演化而来，以强身健体为主要目的的养生保健操。按摩法古称按跷、案杌等，是中国最古老的医疗方法，是医者运用自己的双手作用于患者体表特定的腧穴，具体运用推、拿、按、摩、揉、捏、点、拍等形式多样的手法和不同的力道，以期达到疏通经络、推行气血、扶伤止痛、祛邪扶正、调和阴阳、延长寿命的疗效。腹部穴位毗邻胃肠，能治疗胃肠道疾病，体现了"经脉所过，主治所及"的穴位主治规律，通过刺激循行腹部的任脉、胃经、脾经、肾经等经脉，综合调理胃肠道功能，达到温经通络、行气润肠等功效；同时提升局部温度，促进体内物质间能量的转化及平衡，扶正祛邪，消除病痛。本操有利于腹胀、肥胖及腹部术后患者胃肠功能恢复，还能预防心血管疾病。

## 二、具体操作

### （一）评估

**1. 环境准备**：环境安静，温度 18 ～ 22℃，湿度 50% ～ 60% 为宜。

**2. 患者自身准备**：取舒适体位，衣着宽松、舒适，情绪稳定。

**3. 患者评估**

（1）局部评估：腹部皮肤破损及瘢痕、胸部骨折早期、急性传染病等患者禁用。

（2）全身评估：患者无意识障碍，配合程度好。

## （二）用物准备

按摩油、浴巾、屏风。

## （三）操作步骤

扫码看视频

### 预备式

取卧位，调神志，调息（自然呼吸），调身（全身心放松，处于舒适状态），抹油推开。

### 第一式 揉腹（图1-16-1）

两手相叠，全掌分别以顺时针、逆时针方向用按法、摩法按摩全腹各20圈。按摩力度由轻到重，由重到轻。

### 第二式 直推（图1-16-2）

两手由上腹部向下腹部直推20次，力度由轻到重。

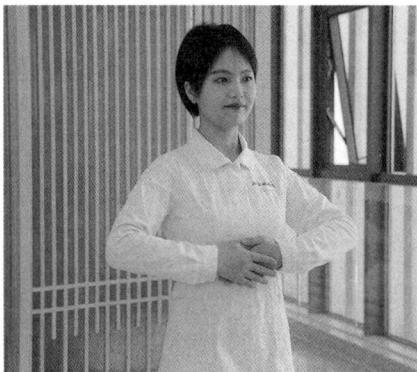

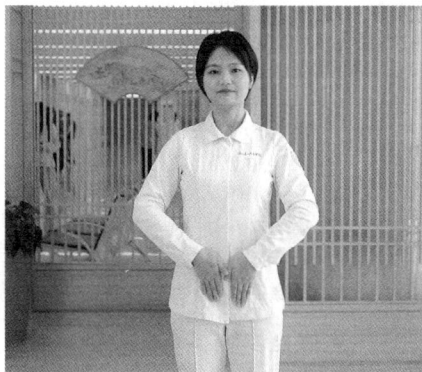

◎图1-16-1                    ◎图1-16-2

**第三式 揉穴**（图 1-16-3）

用拇指或中指点揉、按揉中脘、下脘、神阙、气海、关元、大横、天枢、腹结穴，从上到下，从左到右。

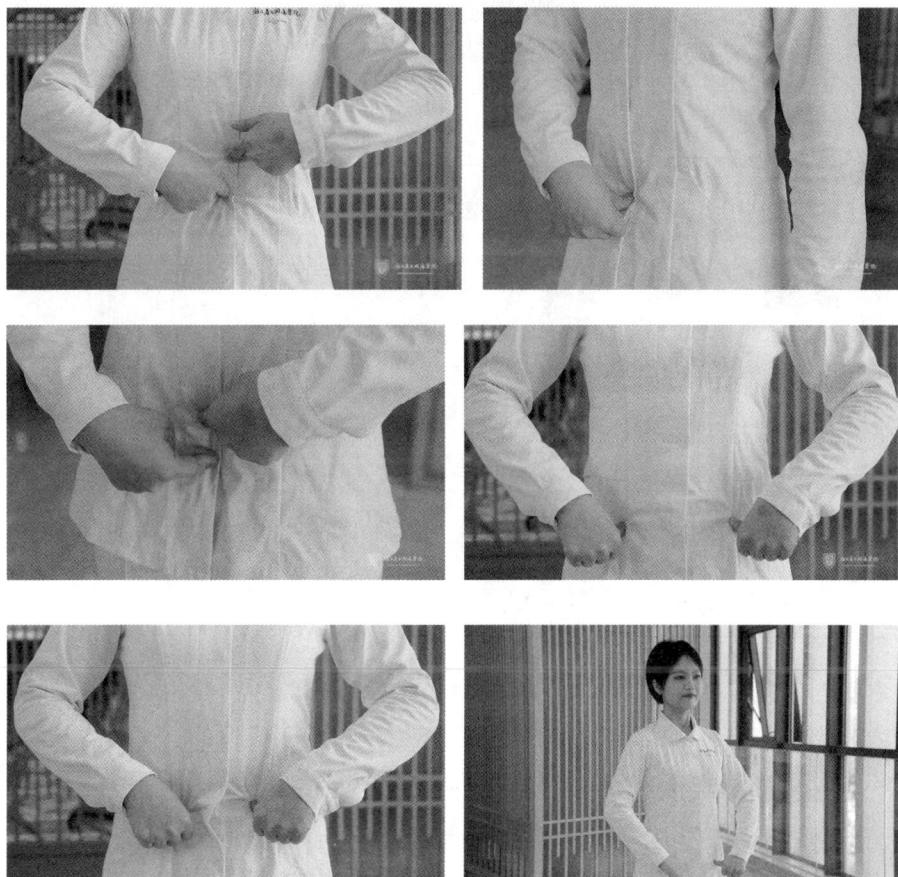

◎ 图 1-16-3

**第四式 振腹**（图 1-16-4）

用手掌劳宫穴（握拳屈指时中指尖处）对准神阙穴；掌根、中指分别对着天枢穴进行振腹 1 分钟。

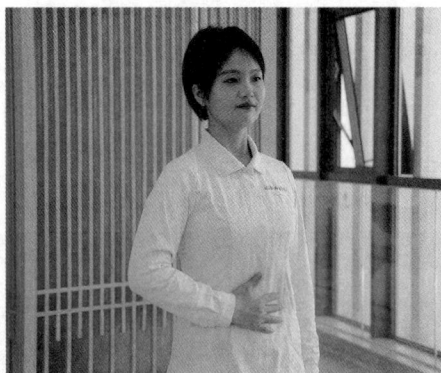

◎ 图 1-16-4

**第五式　揉腹**

再次顺时针按摩全腹 20 圈。

**收势**

如预备式动作要领。

## （四）动作要领

**1. 按摩手法及力度**：适中、柔和、持久。

适中：按揉有一定力度，以局部皮肤微红为度，局部会有轻度的疼痛，以能够忍受为宜。

柔和：手法轻而不浮，重而不滞，柔中有刚。

持久：持续一定时间，手不感到疲劳、酸痛。

**2. 频次与时间**：全掌以顺时针、逆时针方向用按法、摩法按摩全腹，各 20 圈。点穴从上到下，从左到右，约 50 次。

**3. 操作顺序**：按摩画圈、直推、点穴、振腹、按摩画圈。

4.实秘患者用双手由太冲向内庭方向指推 20 次，加揉曲池穴、支沟穴，清热理气，通导脏腑，适合热秘、气秘。

5.虚秘患者用双手在上胸部两侧由内向外横推 20 次，背部向腰骶部直推 20 次，可以和肠通便，补益气血，适用于气虚、血虚、阴虚及阳虚型便秘。

## 三、功效分析

**1.通气血，调阴阳**：穴位推拿沟通脏腑与体表，将人体各脏腑、组织紧密相连成有机的整体，并借以通气血，调阴阳，使人体各部位的功能活动处于相对和谐的状态，达到"阴平阳秘"的状态。腹部按摩，能刺激肠道，加速血液运行。按摩腹部的任脉、胃经、脾经、肾经等经脉，经过经络的调节作用以综合调治便秘。

**2.补益气血，温阳通便**：按法能补益气血，使热气聚集，体虚之人，阳气不足，通过按法能催生阳气，具有温通祛寒、行气止痛等功效。按摩所发生的温热效应，能刺激经络，增强经气的温煦作用，利于排便。

**3.清热理气，润肠通便**：推法能舒经活络，行气活血，消肿止痛，增强肌肉兴奋性，促进局部循环。使用重、快（次数少、时间短而较重）的泻法，能够泄热导滞，顺气降逆，以调畅气机，通导脏腑。

## 四、适应证与禁忌证

**1.适应证**：因气阴不足或燥热内结，腑气不畅所致，表现为大便不通、排便周期延长、排便艰难或排便不畅等患者适宜操作。

**2.禁忌证**

（1）诊断不明确的脊柱损伤或伴有肢体麻木、肌力下降等脊髓症状者不宜操作。

（2）各种骨折、骨肿瘤，严重的骨质疏松患者不宜操作。

（3）有严重的心、脑、肺部疾病或体质过于虚弱者不宜操作。

（4）有出血倾向或血液病患者、孕妇、严重皮肤病患者、各种传染病患者不宜操作。

## 五、注意事项

1. 操作前应修剪指甲，以防损伤皮肤。

2. 按摩时注意手法和力度要适中、柔和、持久，禁止暴力。

3. 操作过程中，注意保暖，保护患者隐私。

4. 注意患者有无病情变化和不适感受，对失眠患者进行推拿时如患者出现面部发红过敏情况，应停止按摩，以免面部血液循环过快。

5. 推拿后患者应注意保暖，不要受风，避免冷刺激。

6. 整个操作过程要专注，将意念放在腹部，随着按揉感受肠道蠕动。

第十七节
# 胁痛养阴柔肝康复操

## 一、概述

胁痛养阴柔肝康复操是一种中医养生保健方法。《素问·五脏生成论》载"肝之合筋也，其荣爪也"，明确肝与筋的关系；《灵枢·本神》言"肝气虚则恐，实则怒"，阐明肝与情志的关联。

胁痛养阴柔肝康复操的运动方式包括预备式、揉大敦穴、按太冲穴、揉三阴交穴、推搓两肋、收势六个步骤综合运动，以达到行气通络、疏肝理气、滋养肝阴、促进肝脏健康等功效。胁痛（慢性乙型肝炎常见症状）患者通过养阴柔肝康复操调节呼吸，可以促进血液循环，增强身体免疫力，缓解身体疲劳和压力，从而提高身体健康水平。本操同样适用于其他类型病毒性肝炎（甲型、丙型、戊型等）、药物性肝炎、自身免疫性肝炎，以及酒精性肝硬化、病毒性肝硬化、药物性肝硬化、胆汁淤积性肝硬化等肝硬化疾病。

## 二、具体操作

### （一）评估

**1. 环境准备**：环境安静，温度 18～22℃，湿度 50%～60% 为宜。

**2. 患者自身准备**：穿着宽松、舒适的衣服，避免穿着过紧或过厚的衣服，以免影响运动效果。

**3.患者评估**：患者无意识障碍，配合程度好。

## （二）用物准备

准备归肝经的角调音乐，如《广陵散》《阳关三叠》《秋夜长》等。

## （三）操作步骤

**预备式**

取站立位，双脚分开与肩同宽，双手自然下垂，慢慢抬起双手，手臂伸直，手心向上，手臂与头部成一条直线。慢慢吸气，同时将手臂向上伸展，直到手臂与头部成一条直线。慢慢呼气，同时将手臂向下放松，直到手臂自然下垂。重复以上动作10～20次。

**第一式　揉大敦穴**

盘腿端坐，用左手拇指按压右足大敦穴，左旋按压15次，右旋按压15次；然后换右手按压左足大敦穴，手法同前。

**第二式　按太冲穴**

盘腿端坐，用左手拇指按右足太冲穴，沿骨缝的间隙按压并前后滑动20次；然后换右手按压左足太冲穴，手法同前。

**第三式　揉三阴交穴**

盘腿端坐，用左手拇指按压右腿三阴交穴，左旋按压15次，右旋按压15次；然后换右手按压左腿三阴交穴，手法同前。

**第四式　推搓两肋**

双手按腋下，顺肋骨间隙推搓至胸前，两手接触时返回，来回推搓30次。

**收势**

如预备式动作要领。

## （四）动作要领

按摩手法及力度：以持久、有力、均匀、柔和为原则，从而达到力量渗透。

> 持久：持续一定时间，手不感到疲劳、酸痛。
>
> 有力：按摩有一定力度，以局部皮肤微红为度，局部会有轻度的疼痛，以能够忍受为宜。
>
> 均匀：推搓有节奏，速度不时快时慢，压力不时轻时重。
>
> 柔和：手法轻而不浮，重而不滞，柔中有刚。

# 三、功效分析

**1. 疏肝理气，循经导脉**：中医认为胁痛是由于肝经气滞、气血不畅所致。肝经气滞引起肝经气血运行不畅，导致气郁血滞，从而引起胁痛等不适症状。足厥阴肝经起于足大趾之下，向上穿过腿部、腹部、胸部、喉咙、头部，最终在目眶处结束。大敦穴为足厥阴肝经井穴，井穴是经气生发之处，刺激大敦穴有助于激发、推动足厥阴肝经之气而起到保肝作用。

**2. 镇肝息风，滋养肝阴**：肝经气血运行不畅，导致肝阳上亢，风动内扰，从而引起胁痛。太冲具有镇肝息风、滋养肝阴的功效，同时其为足厥阴肝经原穴，原穴是治疗脏腑病变的首选穴位，所以刺激太冲穴有助于肝脏病变的恢复。

**3. 养血滋阴，通调气机**：中医认为，肝藏血，血者主穀，穀者生肉，肉者生气，气者生志，志者生魂，肝主筋，脾主肉，肝脾不和，筋肉失养，故病在胁下。可见，肝、脾与胁痛的关系是密切的，肝脾功能失调都可能导致胁痛的发生。三阴交为脾经腧穴，具有养血滋阴、通调气机的功效，同时为足少阴肾经、足太阴脾经、足厥阴肝经三经交会穴，揉三阴交可通调上述三条经脉，具有补脾调肝的功效。

**4. 舒活气血，两经同治：** 在中医古籍中，揉搓两肋治疗胁痛的方法被称为"捶打肝俞、脾俞"。胁痛，捶打肝俞、脾俞，以血为度，无令过痛，这说明揉搓两肋可以刺激肝、脾经络，调节肝、脾功能，从而缓解胁痛，同时还可以促进局部血液循环，增加氧气和营养物质的供应，加速代谢废物的排出，从而缓解疼痛和炎症。两肋为足厥阴肝经、足少阳胆经所过之处，两经互为表里，相互沟通影响；且肋部为肝脏所在，推搓两肋具有舒活病变部位气血及少阳、厥阴两经同治的功效。

# 四、适应证与禁忌证

## 1. 适应证

（1）肝气不足、肝阴虚损的人群：肝气不足、肝阴虚损的人群容易出现头晕、眩晕、耳鸣、失眠等症状，进行养阴柔肝康复操可以帮助调节身体的阴阳平衡，增强肝脏的功能，缓解这些症状。

（2）肝病患者：肝病患者需要注意保护肝脏，进行养阴柔肝康复操可以增强肝脏的功能，促进肝脏的修复。

## 2. 禁忌证

（1）急性疾病期间：如感冒、发热、腹泻等急性疾病期间，不宜进行养阴柔肝康复操，以免加重病情。

（2）严重心血管疾病患者：如心肌梗死、心绞痛等严重心血管疾病患者不宜进行养阴柔肝康复操，以免引起心脏负荷过重，加重病情。

（3）严重肝病患者：如肝功能衰竭、肝硬化等严重肝病患者不宜进行养阴柔肝康复操，以免加重病情。

（4）孕妇：孕妇不宜进行养阴柔肝康复操，以免影响胎儿健康。

（5）月经期间：女性在月经期间不宜进行养阴柔肝康复操，以免影响身体健康。

（6）其他：如饱食、饮酒、疲劳等情况下不宜进行养阴柔肝康复操。

## 五、注意事项

**1. 选择合适的时间和地点**：养阴柔肝康复操最好在早晨或晚上进行，避免在饭后或饮酒后进行。同时，选择一个安静、通风、温暖的地方进行，避免在寒冷或嘈杂的环境中进行。

**2. 穿着舒适**：进行养阴柔肝康复操时，穿着宽松、舒适的衣服，避免穿着过紧或过厚的衣服，以免影响运动效果。

**3. 注意呼吸**：进行养阴柔肝康复操时，要注意呼吸，尽量做到深呼吸、缓慢呼吸，以帮助身体放松，增强氧气的吸收。

**4. 注意姿势**：进行养阴柔肝康复操时，要注意姿势，尽量做到舒展、自然，避免过度扭曲或过度伸展，以免引起身体不适。

**5. 适量运动**：进行养阴柔肝康复操时，要适量运动，不要过度运动，以免引起身体疲劳或受伤。

**6. 坚持练习**：进行养阴柔肝康复操时，要坚持练习，每天练习 10 ～ 20 分钟，有利于身体保持健康，增强免疫力。

第二章　外科病证

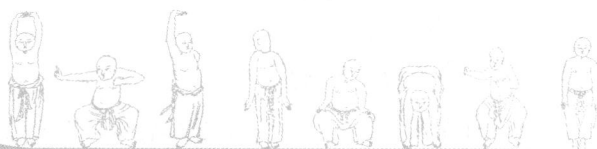

# 石淋经络拍打运石操

## 一、概述

《诸病源候论》云："诸淋者，由肾虚而膀胱热故也。""虚则补之"是中医治则之一，石淋经络拍打运石操是一种基于经络腧穴理论的中医导引法，它融合了穴位叩击，以及跑、跳、蹦等运动方式，同时结合自身振动、击打、推压等手法，形成一套独特的中医运动疗法。督脉之命门穴，为元气之根本。肾俞穴为足太阳膀胱经之背俞穴，具有补肾气、益肾精的功效。经络拍打运石操是沿经络行走，通过经络拍打，将腧穴远近结合，进行叩击、按揉和跳跃，既可促进结石下移，又可达到疏经通络、行气活血、培元固本、强身健体、舒展情志之功效。适用于肾结石、输尿管结石、尿道结石等疾病的预防与治疗。

## 二、具体操作

扫码看视频

### （一）评估

**1. 环境准备**：环境安静，温度 18～22℃，湿度 50%～60% 为宜。

**2. 患者自身准备**：着平底鞋、衣着舒适。

**3. 患者评估**

（1）局部评估：如有骨折、扭伤、脱臼未恢复不宜进行。

（2）全身评估：患者无意识障碍，配合程度好。

## （二）用物准备

站立位。

## （三）操作步骤

**第一式　预备式**（图 2-1-1）

自然站立，目视前方，原地踏步，双手半握拳，前后摆臂。进行 2 个 8 拍。

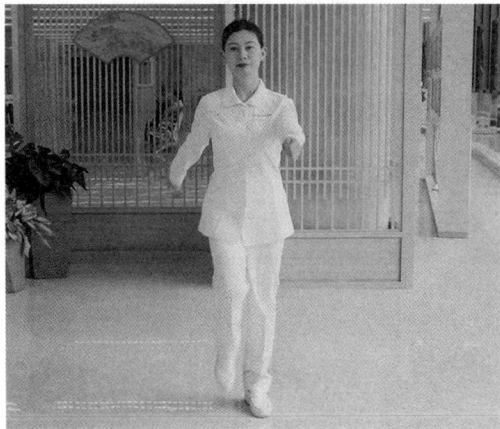

◎ 图 2-1-1

**第二式　颠足**（图 2-1-2）

脚尖跷起，尽量抬起脚后跟，人体重心后移，向下跺脚，脚步逐渐加重。

**第三式　叩击式**（图 2-1-3）

左右踏步，双手半握拳，轮流锤击双侧肾俞穴。

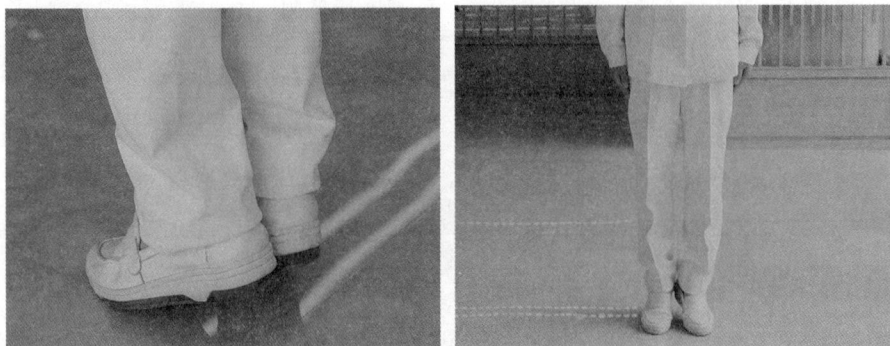

◎ 图 2-1-2

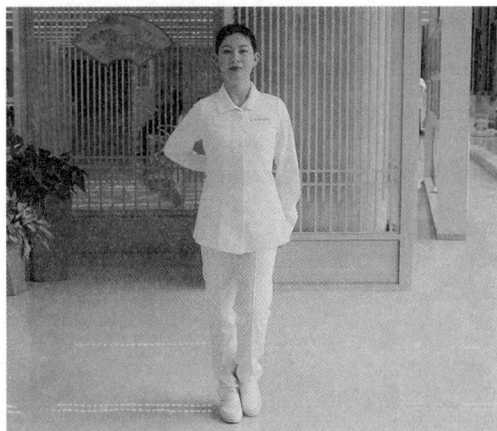

◎ 图 2-1-3

**第四式　壮命门（图 2-1-4）**

左右腿交替跳跃，双手半握拳，叩击命门穴。

**第五式　推腰式（图 2-1-5）**

双脚分开与肩齐宽，手心向下四指并拢，双手上举过头顶外展，将手掌贴近腰部，沿膀胱经自上而下推至臀部，双腿下蹲并还原。

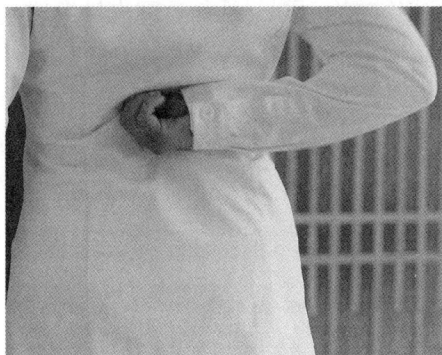

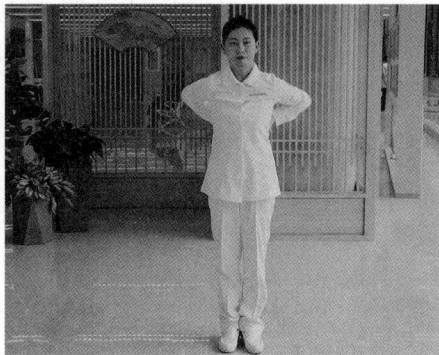

◎ 图 2-1-4　　　　　　　　　　　　◎ 图 2-1-5

**第六式　叩脐旁**（图 2-1-6）

上下跳跃，双手半握拳，分别叩击左、右输尿管中段。

**第七式　抚耳式**（图 2-1-7）

双手揉搓两个耳廓，刺激耳廓上穴位。

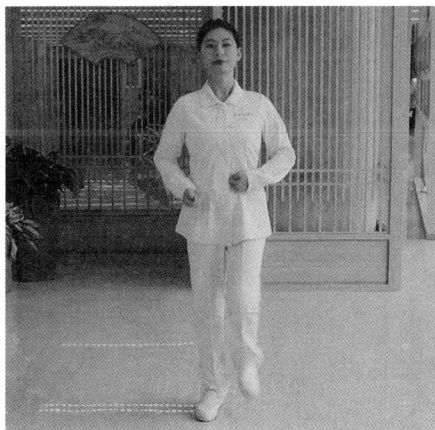

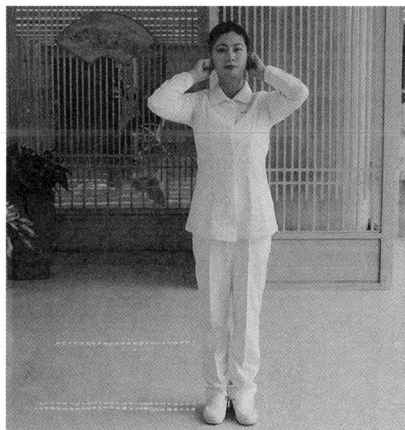

◎ 图 2-1-6　　　　　　　　　　　　◎ 图 2-1-7

（四）动作要领

1. **动作规范**：力度均匀渗透，不可使用暴力、蛮力击打腰腹部。

2. **拍打手法及力度**：以持久、有力、均匀为原则，从而达到力量渗透。

3. **跳操幅度**：根据个人耐受情况，自我控制跳动幅度。

4. **跳操频次与时间**：每个小节以 4 个 8 拍节奏跳操，重复进行，每次跳操 15～20 分钟。

## 三、功效分析

1. **疏通经络，强肾活血**：泌尿系统结石归于中医的"石淋"范畴，症状表现为小便艰涩、疼痛，排尿可突然中断，尿中带有砂石，或腰腹绞痛，尿中带血。肾主水，主纳气，其华在发，开窍于耳。《灵枢·口问》中记载："耳者，宗脉之所聚也。"抚耳疏经络，双手揉搓两个耳廓，刺激耳廓上穴位及双耳耳屏游离缘下部尖端的肾上腺穴位，使全身经络疏通，气血流畅，平衡阴阳。命门穴属督脉，叩击此穴可强肾壮阳。

2. **温补肾气，利尿排石**：肾为先天之本，气之根，水之下源，五脏阴阳之本；膀胱汇聚水液，能贮尿、排尿；"肾与膀胱相表里"，膀胱功能传导失司，排尿不畅，导致肾气不固，蒸化无力，固摄无权。通过拍打膀胱经腧穴可振奋阳气，温阳补肾，止痛、利尿、排石。

## 四、适应证与禁忌证

1. **适应证**

（1）结石直径小于 0.6 厘米，泌尿系统结石保守治疗者适合操作。

（2）结石以下尿路无梗阻，停留局部少于 2 周者适合操作。

（3）结石未引起尿路完全梗阻者适合操作。

（4）体外冲击波碎石后，辅助排石者适合操作。

（5）结石术后康复预防结石复发者适合操作。

2. **禁忌证**

（1）急性疼痛期不宜操作。

（2）患者有出血倾向，如血小板减少者不宜操作。

（3）妊娠期、月经期不宜操作。

（4）拍打处皮肤有破损不宜操作。

（5）年龄大于65岁，有关节损伤、退行性病变，有严重骨质疏松，有骨折风险或其他疾病活动不便者不宜操作。

## 五、注意事项

1.跳操时间：餐后2小时后进行为宜，空腹、饱餐不宜。

2.跳操前半小时和跳操后一次性饮水300毫升。

3.经络排石视患者体力量力而行，在跳操过程中如感胸闷气急、心慌心悸、腿脚发软等不适时立即停止跳操。

## 第二节
# 暴聋耳部循经按摩操

## 一、概述

耳部循经按摩操以《黄帝内经》及历代著名医学专著中的脏腑理论为根基，融合中国道家防病健体之法，属于传统按摩导引法。其操作通过鼓膜按摩、营治城廓（耳廓）、耳周穴位按压、鸣天鼓这四步手法，配合不同力度的按、揉、搓等导引方式，刺激耳部及耳周穴位，使其得气，进而调顺气机，实现增加耳部血液循环、祛病防病的功效。

循行于耳区的经脉与手足三阳经关系最为紧密，六阴经虽不直接入耳，却借助经别与阳经交汇，由此十二经脉都直接或间接上达于耳，并与脏腑相互关联。通过刺激耳周穴位、按压耳周经脉，能够促进身体各脏腑组织中营卫气血的运行，使其充分发挥生理功能。

耳部循经按摩操可调动全身气血、疏通经络、调节阴阳，具备安神、助眠、镇痛、止晕等作用，能有效预防耳聋，防治耳部疾病，是中医耳鼻喉科常用的方法，适用于耳鸣、耳胀、耳聋、偏头痛、耳眩晕等患者，也适合日常保健人群。

## 二、具体操作

扫码看视频

### （一）评估

**1. 环境准备**：环境安静，温度 18 ～ 22℃，湿度 50% ～ 60% 为宜。

**2.患者自身准备**：取舒适体位，取坐位或站立位，衣着宽松、舒适，情绪稳定。

**3.患者评估**

（1）局部评估：耳部皮肤如有外伤或皮肤有明显炎症、红肿、破溃处不宜按摩。

（2）全身评估：患者无意识障碍，配合程度好。

## （二）用物准备

修剪指甲，准备按摩精油，徒手手掌操作。

## （三）操作步骤

### 预备式

取坐位或站立位，调神志，调息（自然呼吸），调身（全身心放松，处于舒适状态）。

### 第一式　鼓膜按摩（图2-2-1）

以手食指或中指按摩耳屏，随按随放，每次按20～30下，用力均匀，同时进行或先左后右、交替进行。

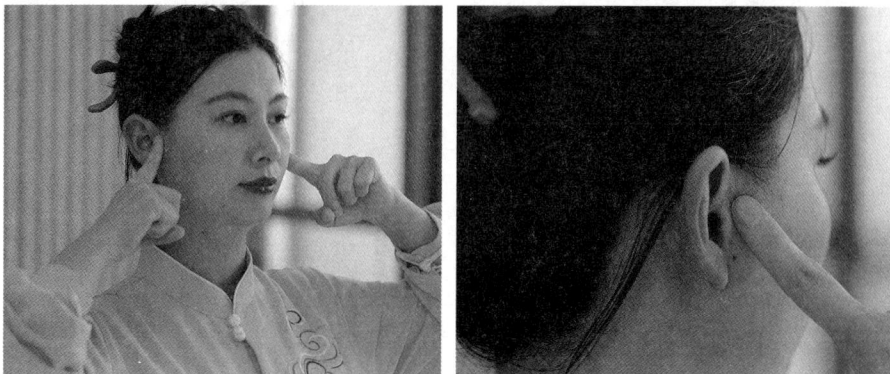

◎ 图2-2-1

### 第二式　营治城廓（图 2-2-2）

双手握拳状，将拇指放于耳后，拇指和食指捏住外耳廓，从上到下揉动，反复 20 ～ 30 次。

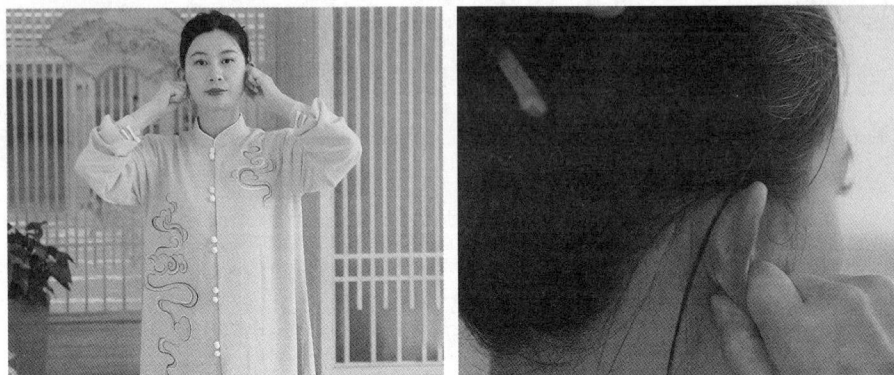

◎ 图 2-2-2

### 第三式　耳周穴位按压（图 2-2-3）

中指放在耳前，食指放在耳后，两手指都要用劲，上下推动，推20 ～ 30 次左右，可按压到耳周及耳门、听宫、听会、翳风等穴位。

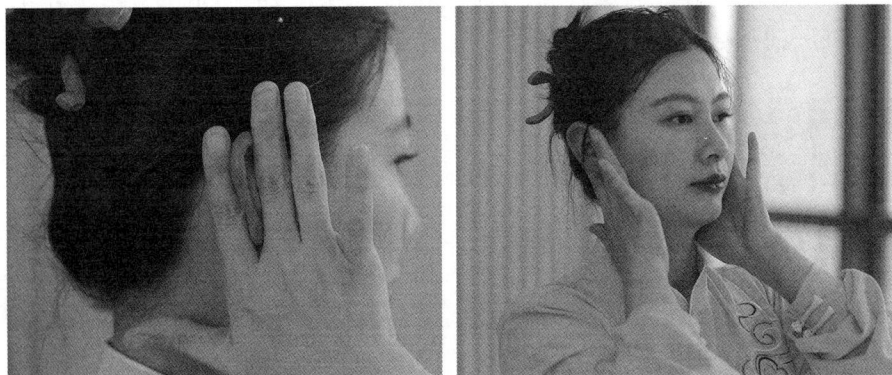

◎ 图 2-2-3

**第四式　鸣天鼓**（图2-2-4）

调整好呼吸，将两手掌心紧贴于外耳道口，使外耳道口暂时处于封闭状态。两手指放于枕部，食指叠于中指上，食指从中指上滑下，轻轻叩击于脑后枕部。左右手各叩击24次，再两手同时叩击48次。

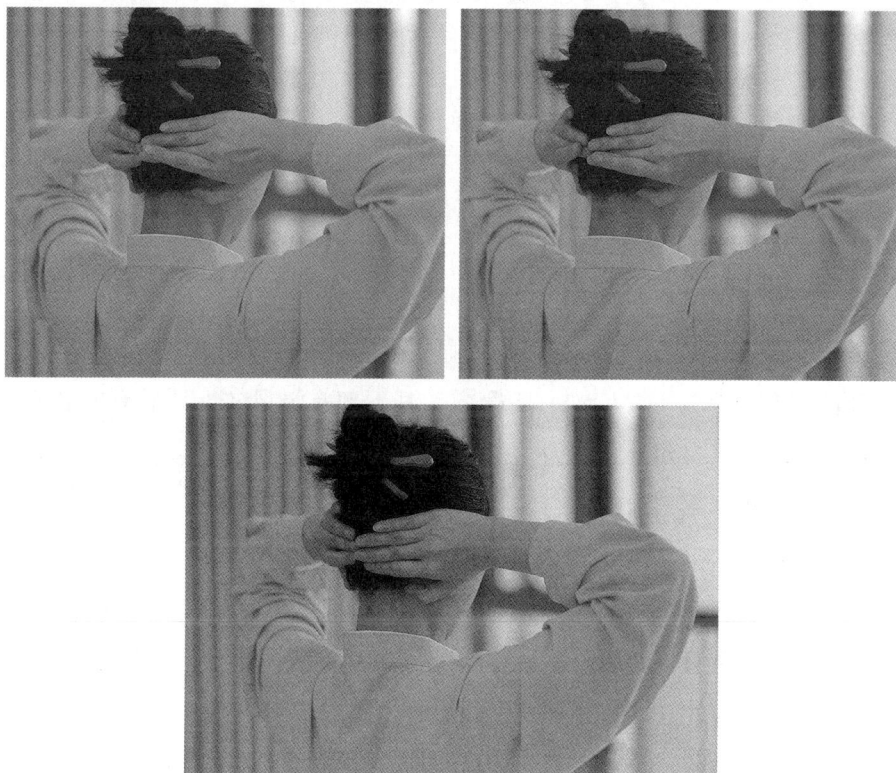

◎ 图2-2-4

**（四）动作要领**

1.按摩时左右两侧耳朵对称按摩，力度适中，开始时不宜太过用力，应逐步增加压力，以皮肤微微发红为宜；为重病患者或者婴幼儿做被动按摩时，更应注意力度的控制及掌握。

2.按摩过程中强调力度持久、均匀、柔和、有节奏感，每个步骤进行2～3次。

## 三、功效分析

1. **理气行血，通窍止鸣**：《景岳全书》记载，凡耳窍或损，或塞，或震伤，以至暴聋或鸣不止者，即宜使用手中指于耳窍中轻轻按捺，随按随放，随放随按，或轻轻摇动，以引其气，按捺数次，其气必至，其至则窍自通矣。突发性耳聋患者早期进行耳保健操训练，通过振动鼓膜和听小骨，在预防鼓膜和听小骨退行性病变的同时，也利于振动向内耳传播，促进内耳的血液循环，对耳聋、耳鸣的缓解和预防有一定作用。

2. **行气通滞，祛邪聪耳**：对耳周听宫穴、听会穴、翳风穴等穴位进行按压，可起近治作用，能疏通耳周气血，直达患处，发挥通利耳窍的功效。在耳前方有听宫穴、耳门穴、听会穴，耳下部有翳风穴，耳后有瘈脉穴、颅息穴，耳尖上有角孙穴。做"丫"字形的耳部摩擦，可同时刺激到以上穴位，能促进耳部气血的运行，达到行气通滞、通窍利耳、改善耳鸣、祛邪聪耳之效。

3. **调补肾元，固肾强本**：《养生方》记载，以手摩耳轮，不拘数遍，所谓休其城廓以补肾气，以防聋聩也。此法用双手摩擦耳轮，以轻柔手法摩至潮红为度。另外，《内经图说》亦记载，以两手按两耳轮，一上一下按捺之，所谓营治城廓，使人听微。《内经图说》《遵生八笺》《河间六书》等对鸣天鼓亦有记载，鸣天鼓可使脉气流通，充气于耳，在调理肾气的同时，疏通了督脉，有利于身心健康。《灵枢·五阅五使》云："耳者，肾之观也。"《灵枢·脉度》又云："肾气通于耳，肾和则耳能闻五音矣。"故经常按摩双耳，能疏通经络，运行气血，改善听力，健肾壮腰。

## 四、适应证与禁忌证

**1.适应证**：耳鸣、重听、耳聋、眩晕患者适宜操作。

**2.禁忌证**：耳部破损、出血，或有湿疹、冻疮、溃疡者及怀孕妇女、严重精神疾病不能配合者不宜操作。对按摩的疼痛不耐受者慎用。

## 五、注意事项

1.按摩时会有轻度的疼痛，按摩后会出现皮肤发红，如感觉刺痛等不适及时调整。

2.按摩疾病代表区的耳穴会有较强的胀痛感，如肝病在肝穴，头痛在头穴会比较胀痛，此乃正常现象。

3.耳穴按摩操的功能偏兴奋，睡前1小时内忌行按摩，尤其是神经衰弱的患者，以免耳穴按摩后，精神亢奋，影响睡眠。

4.睡眠障碍者，宜白天做耳穴操，利用神经系统兴奋与抑制互相转换的特性，使白天精神兴奋，促进夜间睡眠。

# 肠结术后健脾运化排气操

## 一、概述

肠结，在现代医学中对应肠梗阻，其成因包括饮食不节、劳逸失调、情志不畅等，这些因素致使肠道气血瘀结、通降功能失调，主要临床表现为腹痛、呕吐、腹胀、便闭，以及无排气。

肠结术后健脾运化排气操，以中医理论为指导，以经络腧穴学说为基础，以按摩为主要施治手段。通过主被动刺激人体特定穴位，激发经络之气，从而达到通经活络、祛邪扶正、调整人体机能的目的，是一种防病治病的有效方式。该操通过按揉、叩打足阳明胃经上的足三里等穴位，以及手、足和躯干的运动，刺激手三阴经、手三阳经、足阳明胃经、足厥阴肝经等经络。经穴协同作用，能够起到行气活血、疏肝理气、健脾益气、扶正祛邪、理气通下、通腑降浊等功效，进而促进肠蠕动和肛门排气，缓解全麻术后肩颈不适。此排气操同样适用于外科胸腹部（如肝脏、肠道、阑尾等）手术后腹胀的防治，以及内科腹胀患者的预防和干预。

## 二、具体操作

### （一）评估

**1.环境准备**：环境安静，温度 18 ～ 22℃，湿度 50% ～ 60% 为宜。

**2.患者自身准备**：取舒适体位，衣着宽松、舒适，情绪稳定。

**3. 患者评估**

（1）局部评估：局部皮肤完整无破损。

（2）全身评估：患者无意识障碍，配合度好。

## （二）准备

毛毯、徒手手掌。

## （三）操作步骤

**第一阶段　术后 6 ～ 8 小时**

第一步：患者平卧在床，取舒适体位，操作者站在床旁右侧，双手依次按摩患者双侧足三里、上巨虚穴，每穴先按压 1 ～ 2 分钟，再顺时针及逆时针按摩各 15 下。

第二步：患者平卧，双上肢依次做前臂前屈、伸直；上肢上举、握拳、拉回运动，反复 10 次。

第三步：患者平卧，双腿并拢屈双膝，30° ～ 60° 角度左右摇摆双膝，反复 20 次。

以上第二、三步动作做两个循环。

**第二阶段　术后 12 ～ 24 小时**

第一步：患者取半卧位，双腿屈曲，双手握拳，以拳轮流叩打双侧足三里穴，力度以感到酸痛为宜，时间 2 分钟。

第二步：患者取半卧位，双腿屈曲，双手放于躯干两侧，两手作为支撑点做抬臀运动，以臀肌为发力核心点，抬高臀部至受限范围；每次坚持 5 ～ 10 秒，重复 20 次。

以上动作做两个循环。

**第三阶段 术后 24 ～ 48 小时**

❶ 同第二阶段第一、第二步。

❷ 患者平躺取仰卧位，双手放于躯干两侧，缓慢抬起左腿，直至受限范围，坚持 5 ～ 10 秒，双腿交替进行，反复 20 次。

❸ 以上动作做两个循环。

**（四）动作要领**

穴位按摩手法以力度均匀、持久、柔和为原则。

持久：持续一定时间，以不感到疲劳、酸痛为宜。

有力：按揉穴位感到酸痛胀麻即可。

均匀：按揉和叩打频率为每分钟 100 次。

## 三、功效分析

1. **行气活血，疏肝理气**：上肢的伸展活动可以提伸颈肩、胸腹部肌肉，调理气血，使三焦畅通，祛除寒湿浊气，调理脏腑各部；同时通过扩胸、张臂可以增强胸肋部和肩臂部肌肉的力量，疏通肝胆经脉，加速血液循环，达到行气活血、舒筋通络之功效，能缓解全麻术后肩颈部酸痛不适。此外，经络是脏腑的延伸，手指尖有心经、小肠经、心包经、三焦经、肺经、大肠经的起止点，练习上肢的伸展活动可以刺激穴位，促进肢体末端的气血运行。《素问·阴阳应象大论》说，肝的变动在于"握"，本活动可以养肝柔筋，疏肝理气，调理三焦。

2. **健脾益气，扶正祛邪**：腹腔镜术具有痛苦少、创伤小、恢复快等优点。然而，由于术中二氧化碳（$CO_2$）在膈下积聚及手术创伤等因素，容易导致胃肠道蠕动减慢。其临床表现为气虚胃肠推动无力、气机郁滞，进而引起消化吸收功能减退，气无法行津，最终导致脏腑功能失调，出现术后腹胀、腹痛等症状。

足三里穴在十四经络中属于足阳明胃经，具有双向调节作用。通过按揉、叩打等方式刺激足三里穴，可使松弛的胃肠收缩增强，紧张的胃肠变得弛缓，疏通脾胃经气，起到消积导滞、平衡气血的作用，从而调整脏腑功能，使脏腑气机畅通、消散瘀结，进而促进肠道蠕动及肛门排气，加快胃肠功能恢复。此外，刺激足三里穴还能增强白细胞的吞噬功能，提高机体抵抗力。

**3. 理气通下，通腑降浊**：双上肢内侧，是手太阴肺经、手厥阴心包经、手少阴心经的主要循行路线；双上肢外侧，是手阳明大肠经、手少阳三焦经、手太阳小肠经的主要循行路线。肘窝处分别有肺经、心包经和心经这三条经络通过。进行上肢训练，能够排出心肺的火气与毒素，增强心肺功能，还可宣散肺之浊气，强化肺宣发和肃降的生理功能。

肺与大肠相表里，肺气得以正常宣发，精微津液便能正常输布，大肠因此得到濡养，从而传导有力，腑气通降，糟粕秽浊之气得以从大肠排出。由于肠腔内气体密度小于肠腔内其他物质的密度，当臀部抬高时，肠腔内的气体会上浮，且肠道的蠕动、膈肌和腹肌的收缩力与气体的运动方向均朝向肛门，此时盆底肌肉和肛门括约肌又都处于松弛状态，气体便会顺利排出。伸展下肢训练可以锻炼大腿和臀部肌群，促进肠道蠕动，加速排毒与排便。

## 四、适应证与禁忌证

**1. 适应证**：胃肠道术后胃肠功能紊乱的患者适宜操作。

**2. 禁忌证**：局部皮肤破损、有出血倾向的患者，以及年老体弱、极度虚弱的患者不宜操作。

## 五、注意事项

1. 循序渐进，逐步增加运动强度和时间，以减少运动伤害风险，并利用身体的适应能力，排除杂念专心练习，可起到调节身心的效果。24～48小时后可以配合下床活动。

2. 由于年龄、体质和运动能力的差异，患者对运动的需求和适应度不同。实施前后要全面评估并合理安排运动。

3. 运动过程中如感胸闷气急、心慌、心悸、呕吐、头昏、身体麻木或局部引流液颜色变鲜艳、数量增加等，应立即停止活动，必要时报告医生。

# 乳岩术后三维康复操

## 一、概述

六字诀最早见于陶弘景的《养性延命录》。它通过"嘘、呵、呼、呬(si)、吹、嘻"六个字不同的发音口型，以及唇、齿、喉、舌的不同运用，发挥促进脏腑及经络气血运行的作用，进而达到预防疾病、促进康复的目的。明代以后，六字诀开始加入肢体动作，与吐纳、导引相结合。

乳岩（即乳腺癌）术后早期三维康复操，运用六字诀中的"嘘""呼"二字诀来放松身体，助力机体气血运行。同时配合头颈、肩部、手臂的多维度动作，刺激足厥阴肝经、足太阴脾经、手少阴心经、任督二脉及相关穴位，起到调畅气机、疏肝利胆、补气安神的作用，从而改善乳岩术后肢体（尤其是患肢）的血液供应，促进血液循环及组织换气，提高肢体肌力和耐力，增强脾胃运化功能，预防肩痹，促进身体康复，还能缓解患者的抑郁情绪。该运动操同样适用于乳腺癌、甲状腺疾病的预防及术后稳定期的患者。

## 二、具体操作

### （一）评估

**1. 环境准备**：环境安静，温度 18 ～ 22℃，湿度 50% ～ 60% 为宜。

**2. 患者自身准备**：取舒适体位，衣着宽松、舒适，情绪稳定。

**3.患者评估**

（1）局部评估：双肩关节无骨折、扭伤、脱臼未恢复。

（2）全身评估：患者无意识障碍，配合程度好。

## （二）用物准备

肢体伸展拉力带或徒手（以下以徒手活动为例）。

## （三）操作步骤

### 预备式

取半坐卧位（也可以取卧位或站立位），调神志，调息（自然呼吸），调身（全身心放松，处于舒适状态），沉肩，展胸，两手上臂夹紧侧胸，垂肘，前臂自然放于腹部。

### 第一式　头颈"米"字运动

第一拍：头正位，鼻子吸气；口吐"嘘"字音，同时头部后仰；再次鼻子吸气，同时头部回正；口吐"嘘"字音，头部前屈。

第二拍：头正位，鼻子吸气；口吐"嘘"字音，同时最大限度头部左转，再次鼻子吸气，同时头部回正；口吐"嘘"字音，同时最大限度头部向右转。

第三拍：头正位，鼻子吸气；口吐"嘘"字音，同时头部向左前方；再次鼻子吸气，同时头部回正；口吐"嘘"字音，同时最大限度头部向左后方。

第四拍：头正位，鼻子吸气；口吐"嘘"字音，同时头部向右前方；再次鼻子吸气，同时头部回正；口吐"嘘"字音，同时最大限度头部向右后方。

第五至第八拍按以上方式进行头颈部运动，将"嘘"字改成"呼"字。

## 第二式　肩部关节运动

第一、第二拍：鼻子吸气，同时最大限度耸立双肩；口吐"嘘"字音，同时肩关节复位放松，连续 4 次。

第三拍：鼻子吸气，同时最大限度向上向后绕肩关节；口吐"嘘"字音，同时肩关节复位放松，连续 2 次。

第四拍：鼻子吸气，同时最大限度向上向前绕肩关节；口吐"嘘"字音，同时肩关节复位放松，连续 2 次。

第五至第八拍按以上方式进行肩部运动，将"嘘"字改成"呼"字。

## 第三式　前臂掌部运动

张开双手掌，两大拇指伸直朝外，四指屈曲半握拳。

第一、第二拍：鼻子吸气，同时最大限度头部后仰、前臂外展、掌心向上、拇指向外；口吐"嘘"字音，同时最大限度头及躯体前屈、前臂内收放于腹前；连续 2 次。

第三拍：鼻子吸气，同时最大限度置左手前臂过腋中线；口吐"嘘"字音，手腕行"8"逆时针方向活动；连续 2 次。

第四拍：鼻子吸气，同时最大限度置右手前臂过腋中线；口吐"嘘"字音，手腕行"8"顺时针方向活动；连续 2 次。

第五至第八拍按以上方式进行前臂运动，将"嘘"字改成"呼"字。

## 收势

如预备式动作要领。

### （四）动作要领

#### 1. 二字诀发音方法

"嘘"字诀：嘘字为牙音，发声吐气时两唇和牙齿稍微张开舌头放平，上下槽牙（即磨牙）之间留有缝隙，舌头两边与槽牙之间也留有缝隙。气息经过舌头两边及上下槽牙间的空隙中，慢慢呼出体外，口吐"嘘"字音。

"呼"字诀：呼字为喉音，发声吐气时嘴唇成圆形，舌两侧向上微卷，舌体略下沉，气息从喉部呼出时，经过圆形口唇中间缓缓流出，口吐"呼"字音。

2.**呼吸与运动相和谐**：以持久、均匀、柔和为原则，从而达到力量渗透。

> 持久：持续一定时间，伴有酸痛，以不感到疲劳为度。
>
> 均匀：呼吸运动有节奏，速度不时快时慢，深浅不时轻时重。
>
> 柔和：拉伸轻而不浮，重而不滞，柔中有刚，有酸胀舒适感。

3.**频次与时间**：以8拍为1节奏，1～4节奏为1次，每次3～5分钟，宜在饭后至少半小时后进行，每日1～2次。

4.**运动顺序**：从头、颈、肩至上肢，每个动作拉伸到位，能达到刺激经络重点穴位的目的。

## 三、功效分析

1.**疏肝理气，促进康复**：中医认为，乳岩的病因是肝气郁结。手术及术后相对制动的体位，加之患者的紧张情绪，可能导致腰背肩颈出现酸胀疼痛等不适症状。肝主疏泄，脾主运化、主肌肉、主四肢。"嘘"字诀具有平抑肝气、调节肝脏功能、疏通肝经的作用；"呼"字诀能够吐出胃内浊气，促进胃肠蠕动，调理脾胃功能。颈部"米"字操，可以拉伸足厥阴肝经、足少阳胆经、足太阳膀胱经及任督二脉，肩井、大椎、风池、风府等穴位也能得到拉伸与刺激。"嘘""呼"二字诀与颈部"米"字操相配合，能够疏肝理气、促进脾胃功能，进而增强患者的活动耐力，促进患者康复。

2.**疏经活络，预防肩痹**：在乳岩术后早期，创面愈合之前（即胸部或腋下引流管拔除之前），患肢肩部关节需相对制动（要求外展角度小于30

度）。中医理论认为，不动则气血易滞，不通则易引发疼痛。尤其是乳岩根治手术后，由于肌肉、淋巴结缺失及疼痛等因素，常导致患肢肩部关节活动受限，甚至与患肢淋巴水肿形成互为因果的关系，进而引发肩痹。通过适度的肩部关节活动，能够拉伸足厥阴肝经、足少阳胆经、手少阳三焦经、手阳明大肠经和手太阳小肠经，肩井、大椎、肩髃、肩髎和天宗等穴位也能得到相应的拉伸与刺激。这不仅可以在早期改善肩部的气血经络状况，有效预防肩痹，还能在一定程度上减缓患肢淋巴水肿的肿胀程度。

**3. 宽胸理气，宁心安神**：乳岩与情志相关，术后气血二虚，表现为乏力、精神不振，语声低怯等症状。通过"嘘""呼"吐纳放松身体，协助机体气血运动，能达到补气安神的作用；通过前臂掌部运动，手三阴和三阳经及少海、臂臑、手三里、手五里、曲泽等穴位都得到拉伸与刺激，心主"血脉"，主"藏神"，为身之君，又主喜悦之情，活动心经可以放松上臂肌肉，疏通心经的经气，以促进全身气血运行，滋养脏腑，抗御外邪，养心安神，使心情舒畅。

## 四、适应证与禁忌证

**1. 适应证**：乳岩术后早期，患者患肢制动，活动受限，肩颈不适，合并纳差、抑郁紧张情绪等症状者适宜操作。

**2. 禁忌证**

（1）严重的脊髓型颈椎病患者、颈部活动容易出现眩晕者、有急性神经根性症状的患者不宜操作。

（2）病重、病后极度虚弱者，肩部骨折、扭伤、脱臼未处理者，以及不合作者不宜操作。

## 五、注意事项

1. 术前即可进行颈胸运动操训练，术后体虚，可单独行"嘘""呼"二字诀呼吸，也可联合进行，术后 24 小时后即可开始。

2. 前臂外展运动时，患肢的上臂需夹紧，健侧上肢、术前及术后创面愈合后（拔除引流管，在医生许可下）可行全方位外展。

3. 运动前先干预疼痛，实施前后可饮热水，补充水分，防止头晕疲劳，促进新陈代谢，加快代谢物排出。

4. 头颈活动时要把握强度，在肌肉充分放松的前提下开始伸展，以免拉伤颈部肌肉及椎体。

5. 运动过程中如感胸闷气急、心慌、心悸、呕吐、头昏、身体麻木或局部引流液颜色变鲜，数量增加等，立即停止活动，必要时报告医生。

6. 做操应逐渐进行，节奏由慢到快，动作由容易到复杂，排除杂念专心练习，可起到调节身心的效果。

# 肝积术后呼吸操

## 一、概述

肝积,对应现代医学中的肝癌。肝癌手术后,由于手术部位邻近胸腔、受创伤刺激、炎症反应、神经反射及疼痛等多种因素影响,可能引发肺部感染、肺不张、胸腔积液等呼吸系统并发症。

肝积术后呼吸操依据患者术后病情及耐力分为两式,运用六字诀中的嘘、呼、呬、嘻四字诀,疏通肝经、脾经、肺经及三焦经,从而调节肝、肺、胃、肠等脏腑功能;同时配合肢体活动及对胸腹腰背部重要穴位的按摩,疏通人体肺经、大肠经、肝经、肾经和任脉的气血,起到调畅气血、疏通肝、胆、三焦经络的作用,还能增强脾胃运化功能,促进术后肠蠕动;另外,它能促进血液循环及组织换气,锻炼呼吸肌,协助排痰,预防呼吸系统并发症;通过呼吸调节情志,达到宁心安神的效果。

该呼吸操同样适用于胃癌、肠癌等腹部肿瘤术后患者,以及老年人群、术前或术后康复期患者,也可用于日常保健,预防身体机能衰老。

## 二、具体操作

### (一)评估

**1. 环境准备**:环境安静,温度 18 ~ 22℃,湿度 50% ~ 60% 为宜。

**2. 患者自身准备**:取舒适体位,衣着宽松、舒适,情绪稳定。

**3.患者评估**

（1）局部评估：四肢活动尚可，无骨折、扭伤、脱臼未恢复。

（2）全身评估：患者无意识障碍，配合程度好。

## （二）用物准备

肢体伸展拉力带或徒手（以下以徒手活动为例）。

## （三）操作步骤

扫码看视频

### 预备式

取卧位（也可以取坐位或站立位），沉肩垂肘，调神志，调息（自然呼吸），调身（全身心放松，处于舒适状态）。

### 第一式 卧（坐）式呼吸操

**第一节 "嘘"字诀调肝胆（图 2-5-1）**

全身放松，两手放于腹前，两眼平视，闭嘴用鼻深吸气，呼气时发"嘘"字音，同时右手徐徐向斜上外展、侧头右转、眼光跟随指尖；再深吸气，头手归位，呼气时发"嘘"字音，同时左手向斜上外展、侧头左转、眼光跟随指尖。

以上操作，左右各为一组，每组 1 个 8 拍，共 4 组。

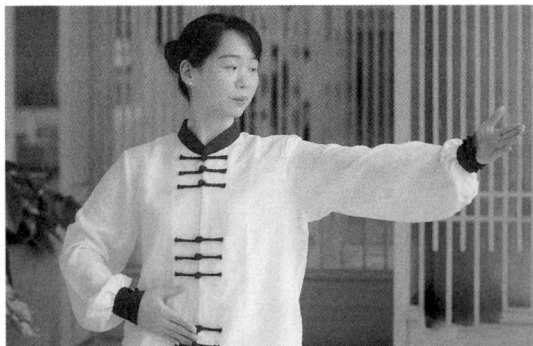

◎ 图 2-5-1

**第二节 "呬"字诀调呼吸（图2-5-2）**

全身放松，两手放于腹前，两眼平视，闭嘴用鼻深吸气，呼气时发"呬"字音，同时双手徐徐向头部伸展、头后仰、眼光在两手之间；最后自然呼吸，头手归位。

以上操作，每组1个8拍，共8组。

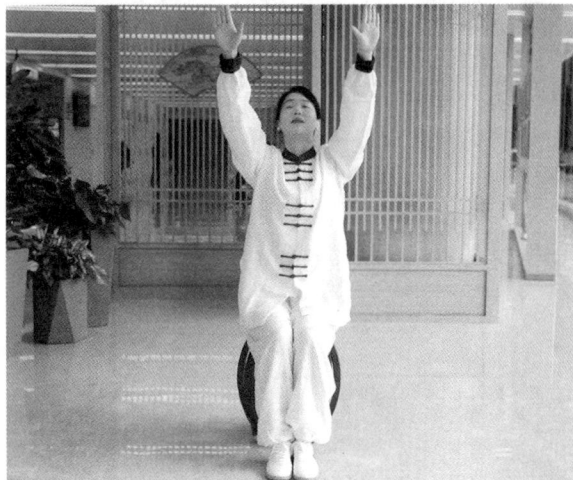

◎ 图2-5-2

**第三节 "呼"字诀调脾胃（图2-5-3）**

全身放松，两手放于腹前，闭嘴用鼻深吸气，同时弯曲双膝；呼气时发"呼"字音，同时双手徐徐外展，放平双下肢，双足拓屈。

以上操作，每组1个8拍节奏，共8组。

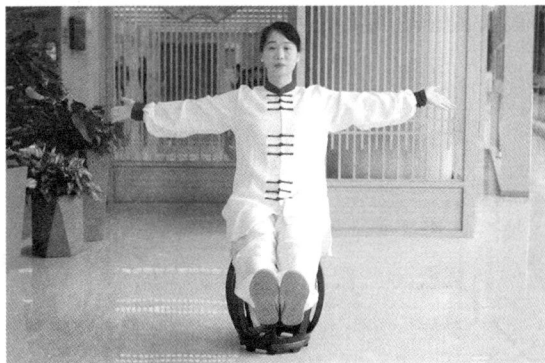

◎ 图2-5-3

### 第四节 "嘻"字诀调三焦（图 2-5-4）

全身放松，两手放于腹前，闭嘴用鼻深吸气，同时双腿并拢弯曲双膝；呼气时发"嘻"字音，同时双手外展，双膝外展，脚心相对。最后自然呼吸、双腿归位。

以上操作，每组 1 个 8 拍，共 8 组。

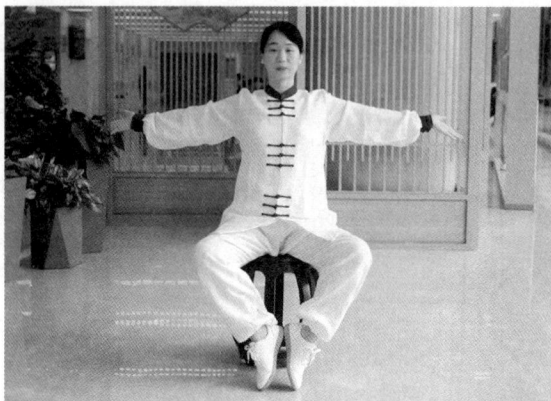

◎ 图 2-5-4

## 第二式 五式呼吸操（取坐位或站立位，以下以坐位为例）

### 第一节 摆臂呼吸按少商

双手食指端同时按压少商穴，闭嘴用鼻深吸气，同时高举双上肢；发"呬"字音，双臂下垂放松按压。

以上操作，每组 1 个 8 拍，共 8 组。

### 第二节 屈髋屈膝拍足三里

闭嘴用鼻深吸气，同时两手半握拳，屈髋屈膝；发"呼"字音，同时用拳拍打足三里。

以上操作，每组 1 个 8 拍，共 8 组。

### 第三节 搓拍腰眼固腰肾

两手掌对搓发热，紧按腰眼处稍停片刻，闭嘴用鼻深吸气，同时两手掌用力上下搓腰眼部肌肉，发"呼"字音。

以上操作，每组 1 个 8 拍，共 8 组。

### 第四节 按摩任脉调情志

将右手掌根平放脐部（神阙穴），闭嘴用鼻深吸气，同时右手沿着正中线向上推至胸骨上窝正中（天突穴）；发"嘻"字音，同时掌根从胸骨上窝正中（天突穴）顺着正中线向下至脐部（神阙穴）。

以上操作，每组1个8拍，共8组。

### 第五节 托天侧腰调肝肾

双手垂直放于躯体两侧，闭嘴用鼻深吸气，同时双手缓慢抬高向上，在胸前反掌抬高至头顶，掌心向上，指尖相对；发"嘘"字音，双手伸直，向右侧侧腰，闭嘴用鼻深吸气，躯干回归正立位；再发"嘘"字音，双手伸直，向左侧侧腰。

以上操作，每组1个8拍节奏，共8组。

**收势**

取仰卧位（也可以取坐位或站立位），调神志，调息（自然呼吸），调身（全身心放松，处于舒适状态）。

## （四）动作要领

### 1. 四字诀发音方法

（1）"嘘"字诀："嘘"字为牙音，发声吐气时两唇和牙齿稍微张开，舌头放平，上下槽牙（即磨牙）之间留有缝隙，舌头两边与槽牙之间也留有缝隙。气息经过舌头两边及上下槽牙间的空隙慢慢呼出体外，口吐"嘘"字音。

（2）"呼"字诀："呼"字为喉音，发声吐气时嘴唇成圆形，舌两侧向上微卷，舌体略下沉，气息从喉部呼出时，经过圆形口唇中间缓缓流出，口吐"呼"字音。

（3）"呬"字诀："呬"字为齿音，发声吐气时上下门牙对齐，留有一点缝隙，舌尖轻轻抵在下齿内侧。气息从牙齿间的缝隙中，慢慢呼出体外，口吐"呬"字音。

（4）"嘻"字诀："嘻"字为牙音，发声吐气时两唇与牙齿稍微张开，嘴角稍微后拉，舌尖轻轻顶在齿内侧。从槽牙和其他牙齿间的缝隙中，慢慢呼出体外，口吐"嘻"字音。

**2. 动作及拍打（按摩）的力度**

以持久、有力、均匀、柔和为原则，从而达到力量渗透。

> 持久：持续一定时间，手不感到疲劳、酸痛。
>
> 有力：拍打有一定力度，以局部皮肤微红为度，局部会有轻度的疼痛，以能够忍受为宜。
>
> 均匀：拍打有节奏，速度不时快时慢，压力不时轻时重。
>
> 柔和：手法轻而不浮，重而不滞，柔中有刚。

**3. 操作频次与时间**

（1）建议在饭后至少半小时后进行，每日1～2次。

（2）整套体操分两式：第一式是独立的呼吸锻炼加四肢伸展活动，可以在任何时间地点，采取舒适体位进行锻炼；第二式是在四肢伸展运动的同时行穴位拍打或经络按摩联合四字诀呼吸。以上各部分可以独立锻炼，也可以一起锻炼。

## 三、功效分析

**1. 调畅气血，预防肺部疾病**：肝癌常见证型为肝郁脾虚型或气血瘀滞型，术后患者气血两虚。通过四字诀配合机体动作，能够促进肝、脾、肺、三焦及经络的气血运行，激发并强化脏腑功能。少商穴是肺经的井穴，点压此穴可疏通肺经精气；鱼际穴为手太阴肺经的荥穴，五行属火，具有解表、利咽、化痰的功效。这套操符合早期运动的现代康复理念，能有效预防和治疗术后肺部感染、肺不张、胸腔积液等呼吸系统并发症。

**2. 疏经通络，促进脾胃功能康复**：肝癌术后患者气血两虚，且麻醉等因素会影响胃肠功能的恢复。通过屈髋屈膝，拉伸足阳明胃经，并拍打足三里，同时配合四字诀的肢体动作；按摩神阙穴，该穴位具有培元固本、回阳救脱、和胃理肠的作用。利用经穴的作用，疏通肺与大肠两经的气血，能够促进胃肠功能的康复。

**3.宽胸理气，宁心安神**：肝癌与情志互相影响。按摩任脉，其上的膻中穴具有宽胸理气、行气解郁的作用；天突穴具有宽胸理气、通利气道、降痰宣肺的作用。"嘘"字诀联合侧腰活动可拉伸肝经，呼吸与经穴共同作用，起到疏肝理气、宁心安神的效果。

**4.固精益肾，强身健体**：中医认为，腰眼穴位于"带脉"之中，是肾脏所在部位。用手掌搓腰眼，可疏通带脉、强壮腰脊，还能起到固精益肾、延年益寿的作用。任脉分布于面、颈、胸、腹的前正中线上，被称为"手、足三阴脉之海"，推按任脉可以疏通全身气血。每天坚持搓鱼际穴，能增强肺主皮毛的功能，从而改善易感人群的体质状况，提高其抵御外邪的能力。

## 四、适应证与禁忌证

**1.适应证**：生命体征稳定的肝癌术后患者适宜操作；第一式主要供术后活动耐力差患者床上锻炼；第二式适合术后体力、耐力好转的患者锻炼。

**2.禁忌证**

（1）患者四肢活动受限，如骨折、扭伤、脱臼未恢复者禁用。

（2）呼吸功能不好，病重、病后极度虚弱者及不合作者不宜操作。

## 五、注意事项

1.建议患者在术前便开始进行呼吸操练习。呼吸操中的四字诀既可以单独练习，也能够配合肢体动作同步进行，以达到更好的锻炼效果。

2.在进行呼吸操练习前后，患者可适量饮用热水。在实施呼吸操前，医护人员需全面评估患者的生命体征、病情状况、疼痛程度及引流管情况等，确保无异常后方可让患者进行呼吸操练习。

3.在呼吸操练习过程中，要特别注意预防患者跌倒、眩晕及过度劳累。一旦患者出现胸闷气急加剧、心慌心悸等不适症状，应立即停止做操。若呼吸操结束后，患者局部引流液颜色变鲜艳且数量增加，也需即刻停止，并及时报告医生。

4.严格按照医嘱为患者合理进行氧疗，同时积极鼓励并指导患者掌握有效的咳嗽方法，以此促进痰液排出，维持呼吸道通畅。

5.患者应保持合理饮食，术后早期需减少牛奶等产气食品的摄入，因为此类食物易导致肠胀气，进而影响呼吸功能及胃肠功能的恢复。

6.每次练习数次后，患者可适当休息片刻，随后交换两手位置继续训练。每天进行2次，每次训练时间控制在10～15分钟。待患者熟练掌握后，可根据自身情况适当增加训练次数和时间，并且可以在各种舒适体位下随时进行练习。

第六节
# 痔病经络小周天拍打操

## 一、概述

拍打操是一种古老的中医自然疗法，源于祖国传统医学，是道家秘传千年的养生治病秘法，又被称为冲击疗法、律动疗法、禅拍等。其操作方式是用手掌或中药药棒拍打穴位与经络，通过这种方式可以提高机体免疫力，达到强身健体的目的。

小周天起源于古代内丹术功法，内气从下丹田开始，按照特定线路，即沿着任督二脉运行，从后向上，经前向下，循环往复，生生不息。

痔病经络小周天拍打操独具特色，它沿经络走行，从手太阴肺经起始，按照十二经脉的起止顺序，一直延伸至足厥阴肝经。最后遵循督脉的走向，从下极魄门（肛门）开始，沿着脊柱向上行进，在口中与任脉相接，随后逆着任脉的走向，沿着腹部正中线向下，直至会阴结束。在这个过程中，分别按照经气流注方向拍打刺激各经络相关穴位，能够改善内脏供血，有效促进血液循环，起到活血化瘀、理气通络、扶正祛邪的作用，进而提高机体免疫力，极大地促进患者术后恢复。

这套拍打操同样适用于肛肠疾病术后患者，像混合痔、肛瘘、肛周脓肿、大肠息肉、结直肠癌等疾病患者，在术后进行痔病经络小周天拍打操锻炼，对身体恢复有着积极的影响。

## 二、具体操作

### （一）评估

**1. 环境准备**：环境安静，温度 18～22℃，湿度 50%～60% 为宜。

**2. 患者准备**：患者衣着宽松、舒适、情绪稳定，患者的配合程度好。

**3. 患者评估**

（1）全身评估：患者无出血倾向，如血小板减少、白血病、过敏性紫癜等患者禁用；病重、病后极度虚弱者不宜拍打。

（2）局部评估：拍打部位的皮肤及疼痛的耐受度，如有骨折、扭伤、脱臼未恢复，或皮肤有明显炎症、红肿、破溃处不宜拍打。

### （二）用物准备

中药药棒或徒手手掌。

### （三）操作步骤

**预备式**

拍打前调神志，调息（自然呼吸），调身（全身心放松，处于舒适状态，站立姿势）。

**第一式　十二经络小周天**

❶ 站立姿势，两脚分开与肩同宽。

❷ 抬起手与胸齐平。

❸ 沿十二经脉走向自手太阴肺经开始，从胸走手，从手走头，从头走足，从足走腹，分别沿手臂敲打至手指末端，再从手指末端沿手臂敲打至肩，从肩至臀再沿下肢外侧敲打至脚踝，最终从脚踝敲打至大腿根部，重复 3 次，如同手足三阴三阳经络之走行，运行三周。

**第二式　任督二脉小周天**

❶ 两人前后站立，两脚分开与肩同宽，后者给前者进行敲打。

❷ 后者给前者敲打督脉，自下而上，重复 9 次。

❸ 自行敲打任脉，自上而下，重复 9 次。

❹ 两个互换方向，敲打另一方，敲打方法同上。

**收势**

如预备式。

## （四）动作要领

**1. 着重拍打取穴**：共计 81 穴，详见表 2-6-1。

**2. 拍打手法及力度**：以持久、有力、均匀、柔和为原则，从而达到力量渗透。

> 持久：持续一定时间，手不感到疲劳、酸痛。
>
> 有力：拍打有一定力度，以局部皮肤微红为度，局部会有轻度的疼痛，以能够忍受为宜。
>
> 均匀：拍打有节奏，速度不时快时慢，压力不时轻时重。
>
> 柔和：手法轻而不浮，重而不滞，柔中有刚。

**3. 拍打频次与时间**：每个动作重复拍打 9 次，经络拍打时间可在患者换药前半小时或者换药后两小时进行为宜。

**4. 拍打顺序**：先循经拍打，再拍打重点穴位，左右两侧经脉交替拍打。

## 三、功效分析

**1. 活血化瘀，理气通络**：肛周术后患者由于手术创伤，机体元气受损，气血津液的运行与代谢也受到影响。气的推动作用减弱，导致血行不畅，津液代谢失常；血行瘀滞又进一步形成瘀血，瘀血阻滞经络，不通则痛，进而引发术后疼痛、排尿不畅、伤口愈合缓慢等一系列问题。因此，治疗关键在于调畅气机、行气活血，调节脏腑经络功能。小周天拍打操疗法，通过刺激十二经脉中的五输穴来实现这一目的。"所出为井，所溜为荥，所注为输，所行为经，所入为合"，依据经气运行如同自然界水流由小到大、由浅入深的规律，逐经刺激穴位，激发机体正气的生成与运行，达到"气行则血行"的效果，从而起到理气通络、活血化瘀的作用。

**2.扶正祛邪，助阳固表**：在十二经脉气血流注系统中，手足阴阳表里经在手足末端交汇交接，即手指末端或足趾末端。这里是阴阳经气汇合的关键节点，正如《灵枢·动输》所云："夫四末阴阳之会者，此气之大络也。"这表明人体十二经脉阴阳表里经的经气交接点均位于四肢手足末端，此处也是阳气之根、阴气之本，被称为"气之大络"。小周天拍打操，参照李时珍在《奇经八脉考》中"任督两脉，人身之子、午也。乃丹家阳火阴符升降之道，坎离水火交媾之乡"的理论，采用拍打结合穴位刺激的方法，沟通任督两脉，激发经络功能，振奋人体正气，调和机体阴阳，最终发挥扶正祛邪的功效。

## 四、适应证与禁忌证

**1.适应证**：所有肛周术后患者适宜操作。

**2.禁忌证**：肛周出血、血氧饱和度不稳定、血栓、心血管系统功能不稳定如低血压、严重心律失常、心肌梗死、嗜睡、意识障碍或不合作者不宜操作。

## 五、注意事项

1.经络拍打时间可在患者换药前半小时或换药后两小时进行为宜。

2.经络拍打过程中，如感胸闷气急加剧、心慌心悸等不适时立即停止拍打。局部感觉刺痛等不适及时调整拍打力度。

3.可以使用手掌或借助中药棒实施经络拍打，拍打后局部会出现皮肤发红情况，一般会自行消退。

4.痔病经络小周天拍打操第二式需有人协调拍打。

## 六、相关经络腧穴

表 2-6-1　痔病经络小周天拍打操相关经络腧穴

| 分类 | 主要穴位 |
|------|---------|
| 井穴 | 少商（肺经）、商阳（大肠）、厉兑（胃）、隐白（脾）、少冲（心）、少泽（小肠）、至阴（膀胱）、涌泉（肾）、中冲（心包）、关冲（三焦）、足窍阴（胆）、大敦（肝） |
| 荥穴 | 鱼际（肺）、二间（大肠）、内庭（胃）、大都（脾）、少府（心）、前谷（小肠）、足通谷（膀胱）、然谷（肾）、劳宫（心包）、液门（三焦）、侠溪（胆）、行间（肝） |
| 输穴 | 太渊（肺）、三间（大肠）、陷谷（胃）、太白（脾）、神门（心）、后溪（小肠）、束骨（膀胱）、太溪（肾）、大陵（心包）、中渚（三焦）、足临泣（胆）、太冲（肝） |
| 经穴 | 经渠（肺）、阳溪（大肠）、解溪（胃）、商丘（脾）、灵道（心）、阳谷（小肠）、昆仑（膀胱）、复溜（肾）、间使（心包）、支沟（三焦）、阳辅（胆）、中封（肝） |
| 合穴 | 尺泽（肺）、曲池（大肠）、足三里（胃）、阴陵泉（脾）、少海（心）、小海（小肠）、委中（膀胱）、阴谷（肾）、曲泽（心包）、天井（三焦）、阳陵泉（胆）、曲泉（肝） |
| 督脉 | 长强、腰俞、阳关、悬枢、脊中、身柱、大椎、百会 |
| 任脉 | 华盖、中庭、鸠尾、巨阙、上脘、中脘、建里、下脘、水分、神阙、气海、关元、中极 |

第三章　妇产科病证

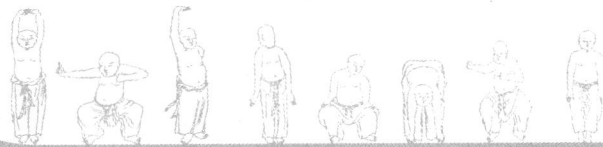

# 盆腔炎行气化瘀康复操

## 一、概述

　　盆腔炎行气化瘀康复操，融合了《黄帝内经》中记载的穴位按摩与腹部运动。依据中医神阙调控理论，按揉腹部的神阙、天枢、气海、关元、中极等穴位，能够刺激各相关穴位及经脉，调节冲任二脉，活化下腹瘀血，加速全身血液循环。同时，特定的腹部运动可以增强盆底韧带和肌肉力量，促进局部对氧的摄取，从而达到疏通经脉、调理气血的效果。当气血通畅、腑气下行时，能够有效缓解盆腔粘连，促进盆腔炎症的吸收。这套康复操同样适用于以子宫周围结缔组织、生殖器官、盆腔腹膜等部位炎症为主要临床表现的疾病，对改善这些病证具有积极作用。

## 二、具体操作

### （一）评估

#### 1. 环境准备

（1）环境安静，温度 18 ～ 22℃，湿度 50% ～ 60% 为宜。

（2）操作床性能完好、整洁。

#### 2. 患者自身准备：取舒适体位，衣着宽松、舒适，情绪稳定。

#### 3. 患者评估

（1）局部评估：腹部有外伤、手术伤口或有明显炎症、红肿、破溃处不宜按揉。

（2）全身评估：患者无意识障碍，配合程度好。处于疾病急性发作期，病后极度虚弱者，有关节炎、骨骼畸形等运动功能障碍者不适合锻炼。

## （二）用物准备

徒手手掌。

## （三）操作步骤

### 预备式

取坐位（也可以取卧位），调神志，调息（自然呼吸），调身（全身心放松，处于舒适状态）。

### 第一节　穴位按摩

#### 第一式　掌揉神阙

神阙穴位于脐中部，脐中央。操作者左、右掌大鱼际取其一，顺时针按揉。

以8拍节奏推，频率为4个8拍，共32次。

#### 第二式　指揉天枢

天枢穴位于腹部，横平脐中，前正中线旁开2寸。操作者左、右手食指取其一，顺时针按揉。

以8拍节奏推，频率为4个8拍，共32次。

#### 第三式　指揉气海

气海穴位于下腹部。前正中线上，位于脐下1.5寸。操作者左、右手食指取其一，顺时针按揉。

以 8 拍节奏推，频率为 4 个 8 拍，共 32 次。

### 第四式　指揉关元

关元穴位于下腹部，前正中线上，位于脐下 3 寸。操作者左、右手食指取其一，顺时针按揉。

以 8 拍节奏推，频率为 4 个 8 拍，共 32 次。

### 第五式　指揉中极

中极穴位于下腹部，前正中线上，位于脐下 4 寸。操作者左、右手食指取其一，顺时针按揉。

以 8 拍节奏推，频率为 4 个 8 拍，共 32 次。

#### 第二节　特定的腹部运动——盆底肌锻炼

1.进行提肛练习时，向上收缩臀部肌肉，同时紧闭肛门、阴道及尿道，使盆底肌肉处于收缩状态，保持 3 ～ 10 秒，随后缓慢放松。间隔 5 ～ 10 秒后，再次重复该动作，反复收缩 10 ～ 25 次，视为一个周期。

2.平躺在床上，双脚分开至与肩同宽，双膝弯曲立起；吸气时，将臀部尽量向上抬高；呼气时，缓慢回落至起始姿势。

3.跪在床面上，双腿分开与肩同宽，呈跪伏姿势，双手平贴床面，胸部与肩部尽量贴近床面，脸部转向身体一侧；双腿弯曲，使大腿与床面垂直。每日进行 3 次，每次保持 10 ～ 15 分钟。

### （四）动作要领

1.**力度**：先收缩肛门，再收缩阴道、尿道，产生盆底肌上提的感觉即可，切忌收缩时间过长，以免引起盆底肌过度疲劳。

2.**时间及频次**：每日早、中、晚各进行一次，两个月为一个疗程。

## 三、功效分析

**1. 补中益气，调补冲任**：盆腔炎性疾病常见症状包括腰骶部疼痛、下腹坠胀及带下量多等。穴位按摩通过手法刺激机体特定部位发挥作用，所选的气海、关元、中极穴隶属任脉，具备调经止带的功效；天枢穴归属于足阳明胃经，有着益气升提的作用。借助手法按摩，能够疏通经络，加快血液循环，改善肌肉的营养状况。

**2. 协调脏腑，维持盆底功能**：盆腔炎性疾病多因湿毒之邪趁人体正气虚弱时侵入冲任胞宫，正邪相互抗争、搏结形成瘀血。盆腔操能够加快血液循环，减少下肢静脉及盆腔瘀血，促进局部瘀血的吸收。进行盆底肌功能训练，可使腹部肌肉收紧，从而保护腹腔内脏器，同时拉伸背部肌肉、韧带和脊椎，并且通过拉伸脊椎调节中枢神经系统，增强机体的抗病能力，进而治疗和缓解盆腔瘀血。

## 四、适应证与禁忌证

**1. 适应证**：符合盆腔炎疾病诊断，且属于慢性期者适宜操作。

**2. 禁忌证**：月经期、孕期不宜操作。

## 五、注意事项

1. 锻炼时动作熟练，避免造成损伤。

2. 坚持适度体育锻炼，避免长时间站立或静坐。

3. 畅情志，注意生活规律，保证充足睡眠，注意饮食调理。

# 妊娠恶阻导引吐纳孕动操

## 一、概述

导引吐纳操源自明代《寿世保元》中的六字诀治病功法与养生功法八段锦，以中医学理论为指导，以经络腧穴学说为基础，主要运用养生功法中的导引及吐纳法，通过不同操作手法，达到疏通经络、平衡阴阳、培元补气、疏肝解郁的目的，是一种中医养生保健操。

妊娠恶阻是指女性怀孕后，月经停止，气血汇聚以滋养胎儿。此时若血气不足但气分有余，就会导致气血失调，肝血不调，加之冲气上逆，横逆侵犯脾胃，从而引发呕吐、厌食等症状。另外，肝胃不和，或素体肝旺，怀孕后情志抑郁、易怒伤肝，致使肝气横逆，侵犯脾胃，胃气上逆，也会导致呕吐。针对妊娠恶阻，治疗关键在于调节情志，放宽胸怀，使郁气消散，气机升降恢复正常。

导引吐纳操通过活动全身或上半身的关节、肌肉，并结合不同的发音口型，利用唇、齿、喉、舌用力的差异，牵动不同脏腑经络的气血运行，起到调脾和胃、疏肝解郁的作用，能有效预防及缓解妊娠恶阻。同时，对于恶心、腹胀、纳差等以影响脾胃消化吸收为主要临床表现的疾病，也同样适用。

# 二、具体操作

## （一）评估

**1. 环境准备**

（1）环境安静，温度 18 ～ 22℃，湿度 50% ～ 60% 为宜。

（2）操作床性能完好、整洁。

**2. 患者自身准备**：取舒适体位，衣着宽松、舒适，情绪稳定。

**3. 患者评估**

（1）局部评估：双手及关节有外伤、手术伤口或背部皮肤有明显炎症、红肿、破溃处不宜触碰。

（2）全身评估：患者无意识障碍，配合程度好。有关节炎、畸形等运动功能障碍者不适合锻炼。

## （二）用物准备

徒手手掌。

## （三）操作步骤

**预备式**

取坐位，调神志，调息（自然呼吸），调身（全身心放松，处于舒适状态）。（图3-2-1）

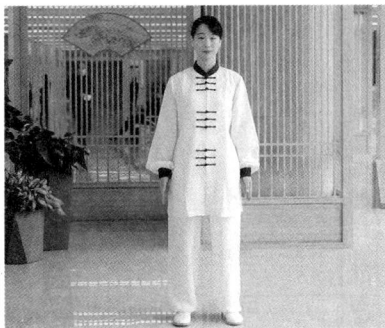

◎ 图 3-2-1

**第一式 两手托天理三焦，配合"嘻"字呼气（图 3-2-2）**

❶ "嘻"字呼气口型为两唇微启，舌稍后缩，舌尖向下，有喜笑自得之貌。

❷ 患者取立位时两脚平行开立，与肩同宽（坐位时双腿放松盘坐）；两臂徐徐分别自左右身侧向上高举过头，十指交叉，翻转掌心极力向上托，使两臂充分伸展，不可紧张，恰似伸懒腰状；同时缓缓抬头上观，要有擎天柱地的神态，同时缓缓吸气。

❸ 翻转掌心朝下，在身前正落至胸高时，随落随翻转掌心再朝上，微低头，眼随手运；同时配以缓缓"嘻"字呼气。托按8次。

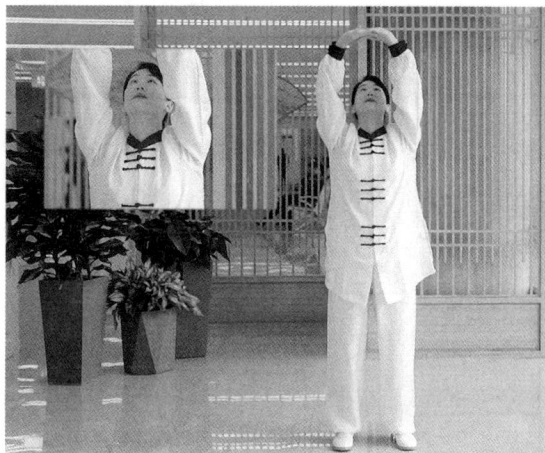

◎ 图 3-2-2

**第二式 调理脾胃须单举，配合"呼"字呼气（图 3-2-3）**

❶ "呼"字呼气口型撮口如管状，舌向上微卷，用力前伸。

❷ 左手自身前成竖掌向上高举，继而翻掌上撑，指尖向右，同时右掌心向下按，指尖朝前，同时缓缓吸气。

❸ 左手俯掌在身前下落，引气血下行，全身随之放松，恢复自然站立，同时配以缓缓呼气，发"呼"字音。左右手交替上举各8次。

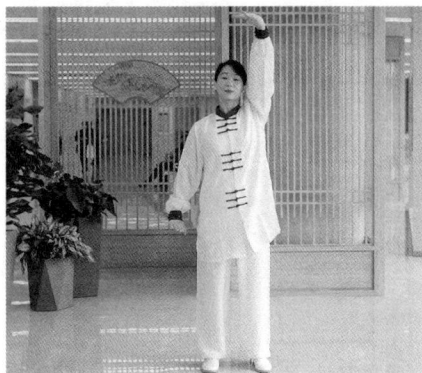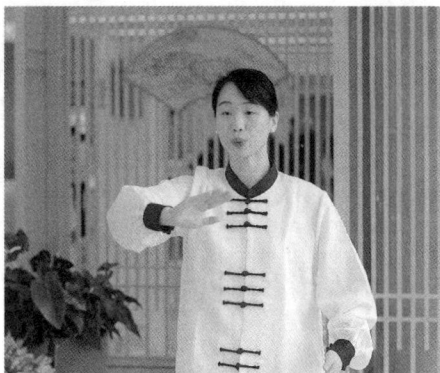

◎ 图 3-2-3

**第三式　闭气搓手热，摩擦背后肾俞，配合"吹"字呼气**

❶ "吹"字呼气口型为撮口，为唇出音。

❷ 吸气一口，停闭不呼出，两手互搓至发热（图 3-2-4），急分开摩擦背后肾俞（图 3-2-5），一边摩擦一边"吹"字呼气。反复摩擦 30 下，共8 次。

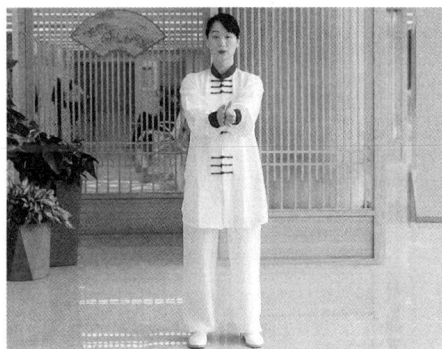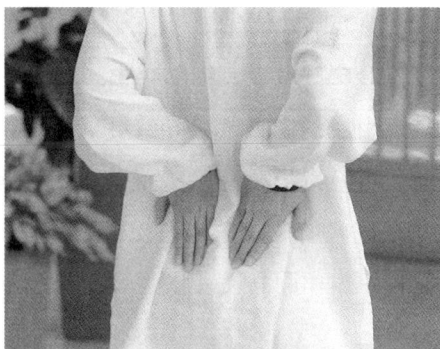

◎ 图 3-2-4　　　　　　　◎图 3-2-5

## （四）动作要领

**1. 操作手法及力度**：松静自然，练养相兼，量力而行。

松静自然：松，是指精神与形体两方面的放松。这里的"自然"决不能理解为"听其自然""任其自然"，而是指"道法自然"。

练养相兼：练，是指形体运动、呼吸调整与心理调节有机结合的锻炼过程。养，是通过上述练习，身体出现的轻松舒适、呼吸柔和、意守绵绵的静养状态。

**2. 时间及频次**：每日早、晚各进行一次。

## 三、功效分析

**1. 固肾调脾，培元补气**：妊娠剧吐主要临床表现为恶心呕吐、厌食择食、纳差等。其发病机制主要是冲气上逆，胃失和降。一方面，若孕妇素性肝旺，或肝热气逆，受孕后血聚胞宫以养胎，冲脉气盛，且冲脉附于肝，冲气挟肝火上逆犯胃，导致胃失和降；另一方面，若素体脾胃虚弱，孕后经血不泻，冲脉气盛，冲气犯胃，也会致使胃失和降。通过将养生功法八段锦中固肾调脾的招式与六字诀中的"嘻、呼、吹"相结合，能够促进脾胃调和，维持阴阳平衡，调畅气机，起到固肾调脾、培元补气的作用，进而缓解患者恶心呕吐、择食等症状，达到降逆止呕的效果，预防和减轻患者的恶心呕吐情况。

**2. 疏肝解郁，理气和中**：女性妊娠后承受着多重压力，容易忧思恼怒，常常引发情志失常，导致肝气郁结，肝失疏泄，气机紊乱，肝气挟胎气上逆犯胃，胃失和降，从而引发妊娠恶阻。此养生操通过特定的形体运动和呼吸方式的调整，体现松静自然的特点，能够达到疏肝解郁、理气和中、宽畅中焦、调节气机升降、止呕逆的功效。

## 四、适应证与禁忌证

**1. 适应证**：符合妊娠恶阻疾病诊断，无先兆流产者适宜操作。

**2. 禁忌证**

（1）有特殊流产史和有宫颈松弛症的孕妇患者不宜操作。

（2）有出血倾向，如血小板减少、白血病、过敏性紫癜等患者不宜操作。

（3）极度虚弱者及不合作者不宜操作。

## 五、注意事项

1.锻炼时动作熟练，注意气血调和，避免造成损伤。

2.坚持适度体育锻炼，避免长时间站立或静坐。

3.畅情志，注意生活规律，保证充足睡眠，注意饮食调理。

第四章　儿科病证

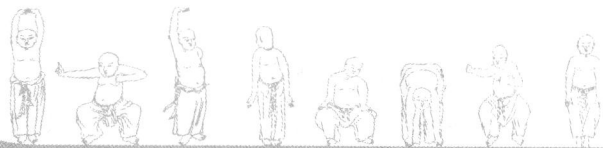

第一节
# 胎黄阳黄手指操

## 一、概述

阳黄手指操衍生于明代《小儿推拿活婴全书》中的推拿手法与穴位，是传统按摩疗法中的一种常规手法。中医理论认为，胎黄源于胎中，又称黄疸，主要因湿邪内阻，致使胆汁不循常道，外溢于肌肤而发病。胎黄可分为阳黄和阴黄，其中阳黄较为常见，多由湿热蕴结所致，病位在肝脾。治疗关键在于清热解毒、疏肝利湿、益气健脾。

新生儿五指分布着丰富的穴位，有多条经脉循行，且与脏腑、大脑紧密关联。操作者通过用手按摩新生儿手指及腹部的经络、穴位，能够促进身体各脏腑组织中营卫气血的运行，从而达到祛病、防病，促进身心健康的目的。手上主要经络包括脾经、大肠经、肝经，配合摩腹揉腹手法，刺激相关穴位和经脉，可改善内脏供血，起到健脾助运、疏肝理气、活血化瘀、利胆退黄的作用，调节机体阴阳平衡。同时，还能帮助新生儿加快新陈代谢，促进胃肠蠕动，有效降低黄疸发生率。该手法同样适用于以消化不良为主要表现的新生儿腹胀、腹泻等疾病。

## 二、具体操作

### （一）评估

**1. 环境准备**

（1）环境安静，温度 26 ～ 28℃，湿度 50% ～ 60% 为宜。

（2）操作床性能完好、整洁。

**2. 患儿准备**：取安全体位，衣着宽松，哺乳后 60 分钟。

**3. 操作者准备**：取舒适坐位。

**4. 患者评估**

（1）局部评估：按摩部位皮肤完整，无红肿破溃。

（2）全身评估：①新生儿体重变化、喂养情况；②患者反应及二便的次数、颜色、性状；③经皮黄疸值 / 血胆红素值。

### （二）用物准备

按摩油。

### （三）操作步骤

**预备式**

协助新生儿取舒适体位，充分暴露，注意保暖，操作者手部涂擦润肤油。

**第一式　取左手补脾经**

位置：左手拇指外侧缘。

操作：拇指弯曲，往向心方向推。

次数：100 次。

频率：100 次 / 分钟。

**第二式　取左手揉板门**

位置：左手掌侧大鱼际平面。

操作：用拇指端揉。

次数：100 次。

频率：100 次 / 分钟。

**第三式　取左手清肝经**

位置：左手食指掌面。

操作：食指伸直，由指根向指尖方向直推。

次数：100 次。

频率：100 次 / 分钟。

**第四式　取左手清大肠**

位置：左手食指桡侧边缘，自指端到指根成一直线。

操作：由指根向指尖方向直推。

次数：100 次。

频率：100 次 / 分钟。

收势：摩腹。

位置：脐周，避开脐带。

操作：指腹沿脐周分别顺时针、逆时针进行按摩。

次数：30 次。

频率：30 次 / 分钟。

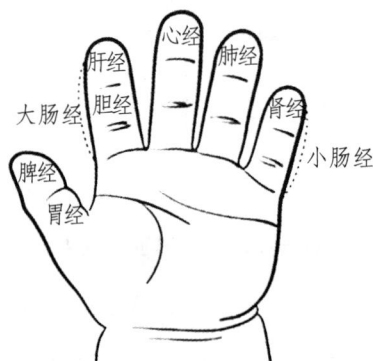

◎ 图 4-1-1　小儿手部经穴

### （四）动作要领

**1. 推拿手法及力度**：以持久、有力、均匀、柔和为原则，从而达到力量渗透。

> 持久：持续一定时间。
>
> 有力：推拿有一定力度，以局部皮肤微红为度。
>
> 均匀：推拿有节奏，速度不时快时慢，压力不时轻时重。
>
> 柔和：手法轻而不浮，重而不滞，柔中有刚。

2. 每日 1～2 次，哺乳后 1 小时或沐浴后进行，新生儿过饥或过饱均不宜推拿。

## 三、功效分析

**1. 健脾助运，疏肝理气**：新生儿生理性黄疸在中医中归属于胎黄范畴，主要临床表现为皮肤、黏膜及巩膜黄染，同时伴有食欲不振。肝主疏泄，可疏通全身气机，推动血液和津液的运行；脾主运化，负责运化水谷及水液，促进脾胃的消化与吸收。通过补脾经、清肝经，能够激发"经气"，发挥益气健脾、清热利湿、调畅情志的功效，进而促进胃肠蠕动，减少胆红素的肝肠循环，最终达到退黄的作用。

**2. 疏肝安神，调节阴阳**：肝主疏泄，心经具有宣通火气的功能。小儿心气往往较为旺盛，心主神明，正常情况下，白昼心神安宁，夜晚便能安然入睡。然而，若阳气过盛，会导致夜间阴阳失衡，从而出现夜不能寐、心神扰乱、寝食难安的情况。因此，以阴阳五行理论为基础的按摩方法，通过运用各种按摩手法刺激患者穴位，使经络通畅、气血流通，能够有效调节脏腑器官功能，维持机体的阴阳平衡。

**3. 清泄湿热，利胆退黄**：新生儿生理性黄疸常伴有食欲不振等症状。

腹部被视为五脏六腑之宫城，阴阳血气的发源地。摩腹可通合上下、分理阴阳、升清降浊。腹部按摩具体操作如下：运用双手的中指、食指、无名指对患儿下腹部进行按压，顺着结肠走向，从升结肠经横结肠到降结肠，再到乙状结肠，缓慢进行环形按摩。这一操作能够促进全身气血运行，滋养脏腑，抵御外邪，起到健脾和胃、养心安神的作用，有助于消退黄疸。

## 四、适应证与禁忌证

1.**适应证**：以新生儿生理性黄疸为主要症状者适宜操作。

2.**禁忌证**：产时有皮肤破损、血肿者不宜操作。

## 五、注意事项

1.操作在喂奶后 1 小时、新生儿状态良好的情况下进行。

2.操作前护士修整指甲，防止损伤新生儿皮肤。

3.操作前护士使用婴儿润肤油润滑双手，手部温暖再进行操作。

4.操作时用力要均匀、柔和、持久，注意保暖。

## 六、相关腧穴功效主治

表 4-1-1　胎黄阳黄手指操相关腧穴功效主治

| 经脉／穴位 | 定位 | 功效、主治 |
| --- | --- | --- |
| 大肠经 | 自食指桡侧缘。向心方向为补，离心方向为泻法 | 补大肠：涩肠固脱，温中止泄。清大肠：清利肠腑，除湿热，导积滞。<br>补大肠主治虚寒腹泻、脱肛等症。<br>清大肠主治湿热、积食滞留肠道，大便秘结等症。 |

| 经脉／穴位 | 定位 | 功效、主治 |
|---|---|---|
| 脾经 | 拇指桡侧缘或拇指末节螺旋面。 | 补脾经：健脾胃，补气血。<br>清脾经：清热利湿，化痰止呕。<br>清补脾经：和胃消食，增进食欲。<br>补脾经主治食欲缺乏，肌肉消瘦，消化不良等症。<br>清脾经主治湿热熏蒸，皮肤发黄等症。<br>清补脾经主治胃脘痞闷，吞酸纳呆等症。 |
| 肝经 | 食指掌面。 | 开郁，除烦。<br>主治烦躁不安，五心烦热等症。 |
| 板门 | 手掌大鱼际处。 | 健脾和胃，消食化滞。<br>主治乳食停积，食欲缺乏，腹胀，腹泻等症。 |

## 第二节
# 五迟五软发育操

## 一、概述

五迟五软发育操的推拿手法，继承并发展了明代陈氏《小儿按摩经》的基础理论，结合后世医家对"五迟五软"病症的认识逐步形成，是一种通过手部触及小儿肢体特定部位与穴位，运用不同操作手法，以实现疏通经络、调和气血、平衡阴阳、提升机体自然抗病能力的中医技术。

五迟五软（特发性矮小症）在中医范畴中涉及五迟、五软、虚劳、胎怯、胎弱等概念。其病因主要为先天禀赋不足，精气未充，髓脑发育不全；也有后天喂养不当，导致脾胃受损，气血虚弱，筋骨肌肉失于滋养。

具体操作时，通过顺时针摩腹，配合中脘穴位按摩，以及拍打足太阳膀胱经上的肾俞穴和足阳明胃经上的足三里穴，能够起到益肾扶脾、宁心安神、开窍醒脑的作用。同时，可增强脾胃运化功能，达到健脾和胃、调节阴阳的效果，有效辅助患儿长高，缓解患儿及家长的紧张、焦虑情绪。该发育操同样适用于脾胃不和、夜啼等以影响生长发育为主要临床表现的疾病。

扫码看视频

## 二、具体操作

### （一）评估

**1. 环境准备**：环境安静，温度 18～22℃，湿度 50%～60% 为宜。

**2. 患者自身准备**：取舒适体位，衣着宽松、舒适，情绪稳定。

**3. 患者评估**

（1）局部评估：四肢、躯干如有骨折、扭伤、脱臼未恢复，或皮肤有明显炎症、红肿、破溃处不宜按摩、拍打。

（2）全身评估：患者无意识障碍，配合程度好。

## （二）用物准备

徒手手掌。

## （三）操作步骤

**预备式**

取站立位，调神志，调息（自然呼吸），调身（全身心放松，处于舒适状态）。

**第一式　开天门**（图4-2-1）

❶ 两眉正中至前发际成一直线。

❷ 以两手拇指指腹交替从两眉正中推向前发际。

❸ 以8拍节奏推4个8拍，共32次。

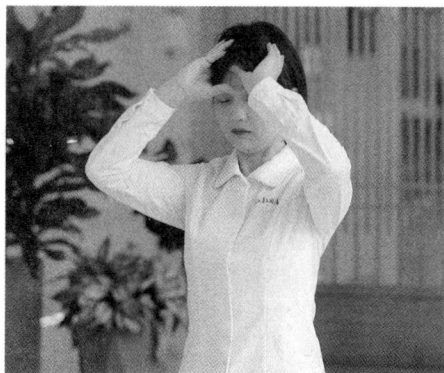

◎ 图4-2-1

**第二式 推坎宫**（图4-2-2）

❶ 自眉头起沿眉梢成 横线，左右对称。

❷ 两手食指弯曲，桡侧面接触额头（他人做：用两拇指指腹）自眉心同时向眉梢分推，称推坎宫。

❸ 以8拍节奏推4个8拍，共32次。

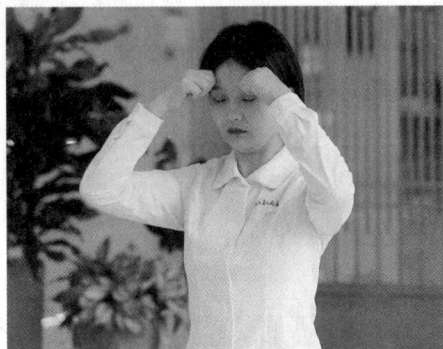

◎ 图4-2-2

**第三式 揉太阳**（图4-2-3）

❶ 位于外眼角与眉梢连线中点后方凹陷中。

❷ 两手拇指或中指指腹置于太阳穴揉动。

❸ 以8拍节奏推4个8拍，共32次。

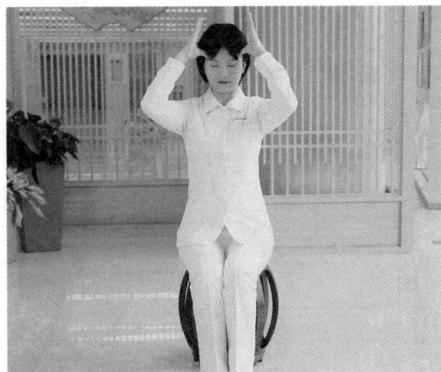

◎ 图4-2-3

**第四式　揉耳后高骨**（图 4-2-4）

❶ 位于耳后乳突下约 1 寸许凹陷中。

❷ 以两手拇指或中指指腹置于此穴按揉。

❸ 以 8 拍节奏推 4 个 8 拍，共 32 次。

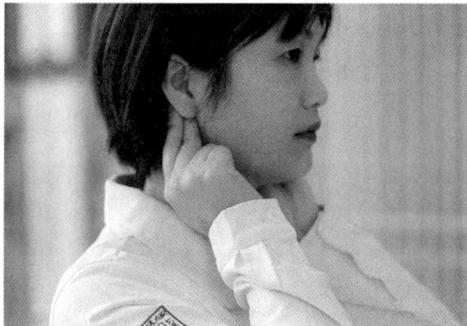

◎ 图 4-2-4

**第五式　拍打肾俞**（图 4-2-5）

❶ 位于脊柱区，第 2 腰椎棘突下，后正中线旁开 1.5 寸。

❷ 两手手指自然并拢，掌指关节稍屈曲，手掌稍空，腕关节放松，用腕关节带动手掌进行弹拍。

❸ 以 8 拍节奏拍打 4 个 8 拍，共 32 次。

❹ 两侧同法。

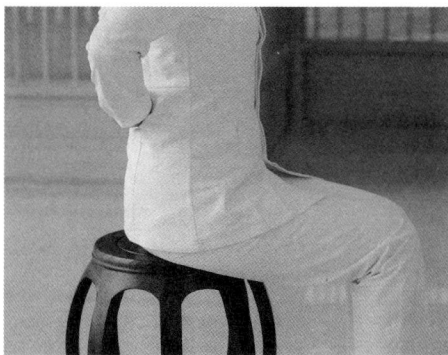

◎ 图 4-2-5

### 第六式 拍打足三里（图4-2-6）

❶ 位于小腿外侧，犊鼻下3寸，距胫骨前嵴外一横指处，犊鼻与解溪连线上。

❷ 两手手指自然并拢，掌指关节稍屈曲，手掌稍空，腕关节放松，用腕关节带动手掌进行弹拍。

❸ 以8拍节奏拍打4个8拍，共32次。

❹ 两侧同法。

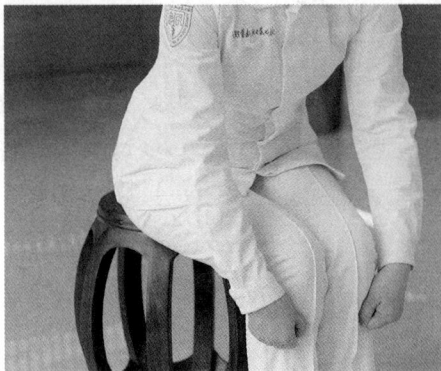

◎ 图4-2-6

### 第七式 揉中脘（图4-2-7）

❶ 位于脐上4寸，当剑突下至脐连线的中点。

❷ 以单手拇指或中指指腹置于穴位之上进行顺时针按揉。

❸ 以8拍节奏揉4个8拍，共32次。

❹ 两侧同法。

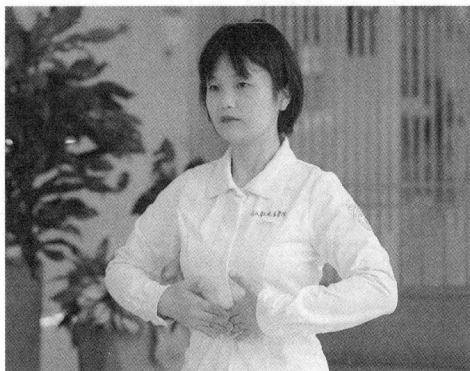

◎ 图 4-2-7

### 第八式　摩腹（图 4-2-8）

❶ 全掌顺时针摩腹。

❷ 以 8 拍节奏按摩 4 个 8 拍，共 32 次。

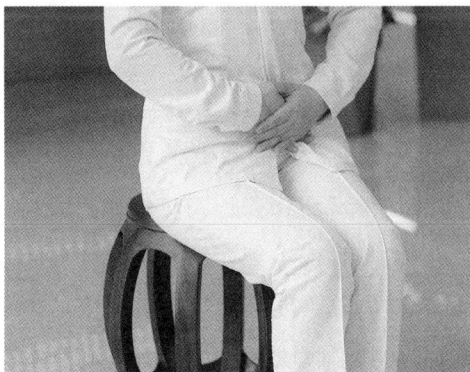

◎ 图 4-2-8

### 收势

如预备式动作要领。

### （四）动作要领

1.操作手法及力度：以持久、有力、均匀、柔和为原则，从而达到力量渗透。

> 持久：持续一定时间，手不感到疲劳、酸痛。
>
> 有力：操作有一定力度，以局部皮肤微红为度，局部会有轻度的疼痛，以能够忍受为宜。
>
> 均匀：操作过程中有节奏，速度不时快时慢，压力不时轻时重。
>
> 柔和：手法轻而不浮，重而不滞，柔中有刚。

2.以8拍节奏操作4个8拍，共32次。力量不需要太大，以皮肤微微发红为宜。

## 三、功效分析

1. **开窍醒脑，宁心安神**：特发性矮小症主要临床表现为小儿发育迟缓、身材矮小。其发病与脾、肾密切相关，同时也涉及心、肝。肝主藏血，可濡养筋脉，若肝血亏虚，筋骨得不到充分滋养，就会导致生长缓慢；心主藏神，若心血不足，心神失养，便会出现夜寐不安的情况，进而影响生长发育。通过开天门、推坎宫、揉太阳、按摩耳背高骨等手法，能够起到开窍醒脑、宁心安神、调节阴阳的作用，从而提升患儿夜间睡眠质量，调整患儿情绪至平和状态，最终达到促进长高的目的。

2. **益肾扶脾理胃，平衡阴阳**：脾被称为"后天之本"，能够化生水谷精微，为生长发育提供必要的营养物质。若脾胃受损，五脏就会失去滋养，导致生长缓慢。肾主骨生髓，对生长发育起着关键作用，若先天胎禀怯弱，肾精亏虚，肾气不足，同样会致使生长缓慢、身材矮小。脾主升清，脾气上升，将运化的水谷精微向上输送至心、肺、头目，通过心肺的作用化生气血，濡养全身。拍打足太阳膀胱经的肾俞穴，可激发膀胱经阳气，疏通气血，起到补肾益精、养骨生髓的功效。同时，拍打足阳明胃经上的足三里穴，也能发挥补中益气、健脾和胃的作用。

## 四、适应证与禁忌证

**1. 适应证**：特发性矮小症患者，年龄6周岁至18周岁，以身材矮小为主要症状，且合并纳呆、入睡困难等症状者适宜操作。

**2. 禁忌证**：有出血倾向，如血小板减少、过敏性紫癜等患者不宜操作。

## 五、注意事项

1. 时间：饭后至少半小时后进行，每日1～2次。

2. 运动：坚持纵向运动，有助于促进患儿生长，建议运动如跳绳（一般每次不少于1500个，跳绳不要求速度，尽量离地越高越好）、打篮球、摸高、游泳等；运动时注意安全、循序渐进。

3. 饮食：饮食均衡，保证营养摄入充足、全面；不挑食、不偏食。少吃高糖、高脂肪的食物，尽量不喝碳酸饮料，不吃黄鳝、甲鱼、蜂蜜等食物。多食当季的瓜果蔬菜，尽量多吃原生态的食物，如土猪肉，海鱼等。

4. 睡眠：保证充足的睡眠，晚上9点半前睡觉，早上7点以后起床。晚上的10～12点，早上的5～7点是生长激素的分泌高峰，这个阶段要保证患儿在深睡眠的状态。

5. 情志：愉快轻松的环境和愉悦的心情更有助于患儿的长高和成长，家长需尽量给其营造一个良好的成长氛围。

6. 此操视患儿体力量力而行，操作过程中如感胸闷气急加剧、心慌心悸等不适时立即停止。

7. 对疼痛不耐受者慎用，局部感觉刺痛等不适及时调整操作力度。

8. 操作后出现局部皮肤发红，一般会自行消退。

# 能近怯远明目操

## 一、概述

能近怯远症，对应现代医学中的"近视、视疲劳"。能近怯远明目操以中医学理论为指导，以经络腧穴学说为基础，主要采用按摩的方式。它依据不同的操作手法，刺激人体特定穴位，从而起到通经络、行气血、调阴阳、养脏腑的作用。

能近怯远症的成因是先天禀赋不足、阴阳失调，阳气不足导致神光无法发越至远处。肝开窍于目，且目与五脏六腑都有关系。本操通过对头面部穴位进行按摩，配合梳头栉发及摩掌熨目等动作，有助于肝气升发，调畅肝经气机，推动肝血滋养双目，能有效缓解视疲劳，预防和缓解近视。该明目操同样适用于眼睛发胀、视疲劳、干眼症等以影响视力健康为主要临床表现的病证。

## 二、具体操作

扫码看视频

### （一）评估

1.**环境准备**：环境安静，温度 18 ～ 22℃，湿度 50% ～ 60% 为宜。

2.**患者自身准备**：取舒适体位，衣着宽松、舒适，情绪稳定。

**3. 患者评估**

（1）局部评估：颜面部、双手掌有皮肤外伤或皮肤有明显炎症、红肿、破溃处不宜按摩。

（2）全身评估：患者无意识障碍，配合程度好。

## （二）用物准备

徒手手掌。

## （三）操作步骤

**预备式**

取站立位，调神志，调息（自然呼吸），调身（全身心放松，处于舒适状态）。

**第一式　揉睛明穴**（图4-3-1）

❶ 位于目内眦稍上方凹陷处。

❷ 以两手拇指或食指指腹置于睛明穴揉动。

❸ 以8拍节奏推4个8拍，共32次。

❹ 两侧同法。

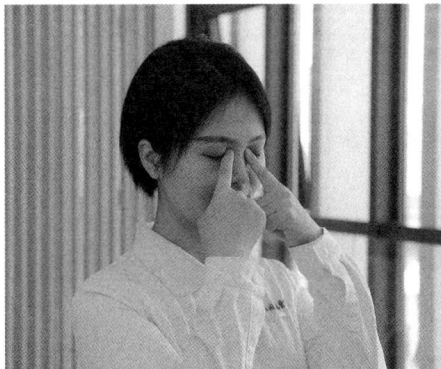

◎ 图4-3-1

### 第二式　揉鱼腰穴（图 4-3-2）

❶ 位于额部，瞳孔直上，眉毛中。

❷ 以两手拇指或食指指腹置于鱼腰穴揉动。

❸ 以 8 拍节奏推 4 个 8 拍，共 32 次。

❹ 两侧同法。

### 第三式　揉承泣穴（图 4-3-3）

❶ 位于面部，瞳孔直下，当眼球与眶下缘之间。

❷ 以两手拇指或食指指腹置于承泣穴揉动。

❸ 以 8 拍节奏推 4 个 8 拍，共 32 次。

❹ 两侧同法。

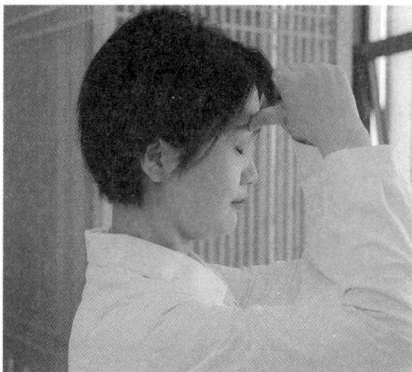 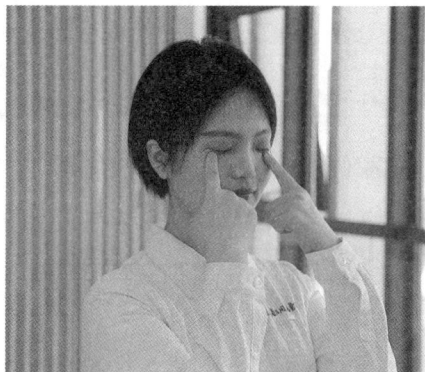

◎ 图 4-3-2　　　　　　　　　　　　　　　◎ 图 4-3-3

### 第四式　揉四白穴（图 4-3-4）

❶ 位于人体面部，瞳孔直下，当眶下孔凹陷处。

❷ 以两手拇指或食指指腹置于四白穴揉动。

❸ 以 8 拍节奏推 4 个 8 拍，共 32 次。

❹ 两侧同法。

## 第五式　揉风池穴（图 4-3-5）

❶ 位于胸锁乳突肌与斜方肌上端之间的凹陷中。

❷ 以两手食指、中指指腹置于风池穴揉动。

❸ 以 8 拍节奏推 4 个 8 拍，共 32 次。

❹ 两侧同法。

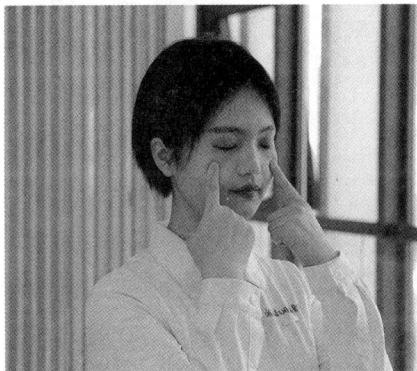
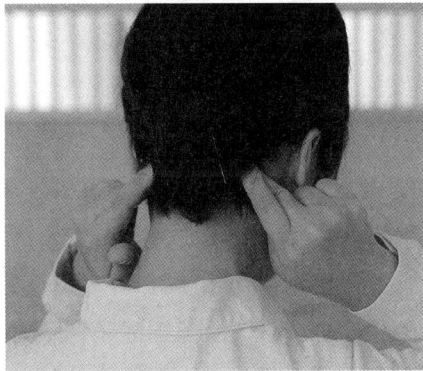

◎ 图 4-3-4　　　　　　　　　　　　　◎ 图 4-3-5

## 第六式　揉耳垂穴（图 4-3-6）

❶ 位于耳垂前面中点。

❷ 以两手拇指和食指前后对捏置于耳垂穴揉动。

❸ 以 8 拍节奏拍打 4 个 8 拍，共 32 次。

❹ 两侧同法。

## 第七式　梳头栉发（图 4-3-7）

❶ 头两侧从额头发际一直到颈后的发根处。

❷ 以两手食指屈曲，从前至后做梳头动作。

❸ 重复操作 5 次。

❹ 两侧同法。

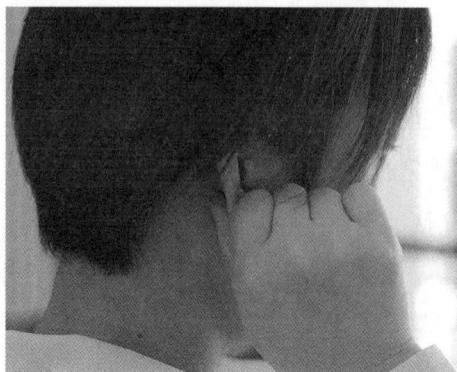 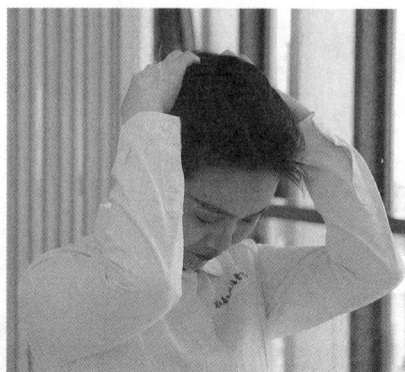

◎ 图 4-3-6　　　　　　　　◎ 图 4-3-7

**第八式　摩掌熨目**（图 4-3-8）

❶ 两手掌互相摩擦，搓热以后将两手掌心分别放在左右眼睛，轻轻按压，使摩擦产生的温热感传递到眼睛。

❷ 重复操作 5 次。

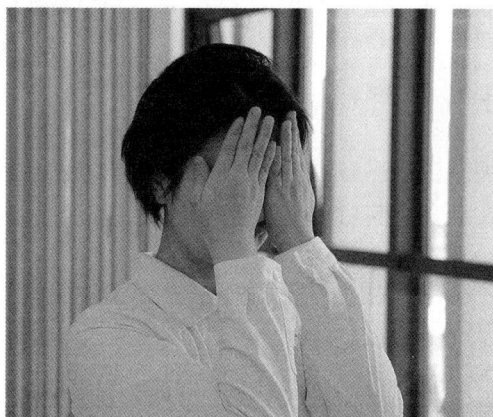

◎ 图 4-3-8

**收势**

如预备式动作要领。

## （四）动作要领

1. 操作手法及力度：以持久、有力、均匀、柔和为原则，从而达到力量渗透。

> 持久：持续一定时间，手不感到疲劳、酸痛。
>
> 有力：操作有一定力度，以局部皮肤微红为度，局部会有轻度的疼痛，以能够忍受为宜。
>
> 均匀：操作过程中有节奏，速度不时快时慢，压力不时轻时重。
>
> 柔和：手法轻而不浮，重而不滞，柔中有刚。

2. 以 8 拍节奏操作 4 个 8 拍，共 32 次。力量不需要太大，以皮肤微微发红为宜。

## 三、功效分析

1. **调畅气机，滋肝明目**：近视属于能近怯远症范畴，主要临床表现为远视力减退、视疲劳等。在中医理论中，肝开窍于目，目作为先天的空窍，通过经络与心、肝相联络。心主血，目只有得到血液的滋养才能正常视物。若阳气不足、阴气有余，就会出现气虚而血盛的情况。目是肝的外在表现，过度用眼、久视会伤血，导致肝气不足。由于血为气之母，血虚则气亦虚，进而使神光无法发越至远处。

通过对头面部的睛明、鱼腰、承泣、四白、风池等穴位进行按摩，并配合梳头栉发的动作，能够助肝气升发，调畅气机，促进眼周血液循环，从而达到滋肝明目之功效，起到预防和缓解近视的作用。

2. **益精养血，补益肝肾**：肾藏元阳元阴，若目能近视却不能远视，多是因为阴气偏盛、阳气不足，阳气被阴气侵扰，这实际上是肾中阴阳失调的表现。眼睛能够视物，依赖于精的滋养。肾为先天之本，主生髓，藏五脏六腑之精，这些精灌注于脑，滋养空窍。肝开窍于目，且通过经络与肾相连。肾中阴阳交合、水火既济是产生视觉的基础，同时还需配合肾精的滋养及命门之火的温煦作用。

通过对耳垂部位进行按摩，配合摩掌熨目之法，可灌养双目，益精养血，达到补益肝肾、明目亮眼的效果，从而更有效地缓解视疲劳。

## 四、适应证与禁忌证

### 1. 适应证

（1）年龄 ≥ 6 周岁。

（2）以望远处物体时视物模糊为主要症状，且伴眼睛发胀、视疲劳、干眼症等以影响视力健康为主要临床表现者适合操作。

### 2. 禁忌证

（1）有出血倾向，如血小板减少、白血病、过敏性紫癜等患者不宜操作。

（2）病重、病后极度虚弱者及不合作者不宜操作。

## 五、注意事项

1. 眼部穴位按摩时，手法不宜过重；操作者要注意手部卫生。

2. 此操视患者体力量力而行，操作过程中如感头晕、眼部不适加剧应立即停止。

3. 对疼痛不耐受者慎用，局部感觉刺痛等不适及时调整操作力度。

4. 操作后出现局部皮肤发红，一般会自行消退。

第五章　骨伤科病证

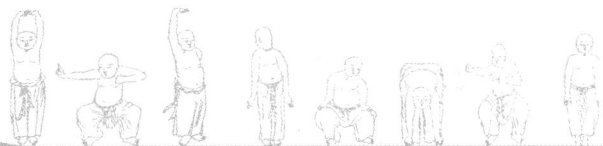

# 项痹养脊八式操

## 一、概述

古代有"流水不腐，户枢不蠹"的说法，《黄帝内经》中记载了"导引按蹻"之法，华佗创编了"五禽戏"，这些均属于全身性的锻炼方式，能够强身健体、预防疾病。

项痹（神经根型颈椎病）"养脊八式操"由八个段落式动作组成，通过结合刺激相关经络及穴位，既能通经活络、调畅气血、调和脏腑，又如同现代医学中通过摇动筋骨、活动肢节、按揉皮肉的方式，使经络气血得以疏通，进而达到强身保健的目的。

这套操通过对颈椎进行功能锻炼，增强局部肌肉力量，促进局部血液循环，矫正颈部软组织的变异，松解颈部软组织之间的粘连，缓解炎症反应，以此维持颈椎的稳定性。同时，还能刺激足太阳膀胱经、督脉、手少阳三焦经及足少阳胆经等各相关穴位及经络，起到舒筋通络、调和气血、活血散瘀、解痉止痛的作用。该操同样适用于预防颈部肌肉痉挛、僵硬及颈椎病。

## 二、具体操作

### （一）评估

**1. 环境准备**：环境安静，温度 18～22℃，湿度 50%～60% 为宜。

**2. 患者自身准备**：取舒适体位，衣着宽松、舒适，情绪稳定。

**3. 患者评估**

（1）局部评估：主要症状、颈部活动度、有无眩晕。

（2）全身评估：患者无意识障碍，配合程度好，同时评估其对疼痛的耐受程度。

## （二）用物准备

衣着宽松舒适，地面干燥防滑，必要时备椅子。

## （三）操作步骤

### 总诀

头正身平，虚灵顶劲，目光平视，下颌微微内收。沉肩坠肘，含胸拔背，气沉丹田，涌泉内含，五趾轻扣，双足与肩同宽。

### 起势

自然站立，双目平视，双脚与肩同宽，双手自然下垂。

### 第一式　双掌擦颈（图5-1-1）

用手掌来回摩擦颈部8次，开始用力将颈部肌肉向上提起后放松，按摩大椎穴10次，两手交替进行。

### 第二式　左顾右盼（图5-1-2）

头向左转90度，停留3秒，再向右转，停留3秒，做两个8拍。

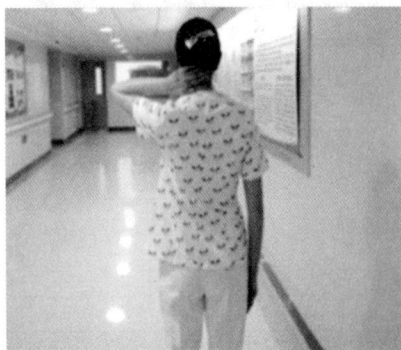

◎ 图 5-1-1

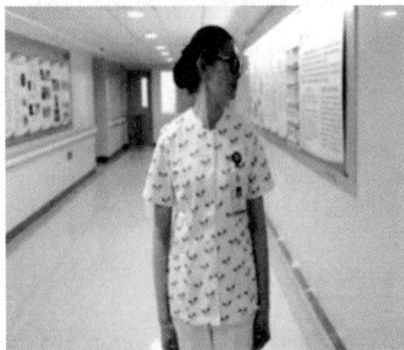

◎ 图 5-1-2

### 第三式　前后点头（图 5-1-3）

把颈尽量向前伸，停留 3 秒，再向后仰，停留 3 秒，做两个 8 拍。

### 第四式　旋肩舒颈（图 5-1-4）

双手置两侧肩部，掌心向下，两臂先由后向前旋转 20 ～ 30 次，再由前向后旋转 20 ～ 30 次。

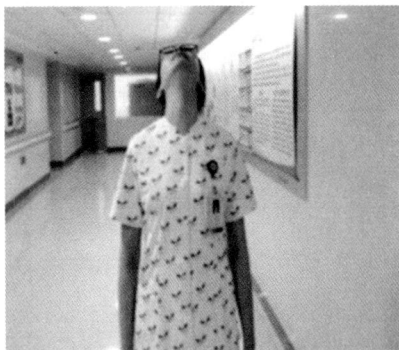

◎ 图 5-1-3

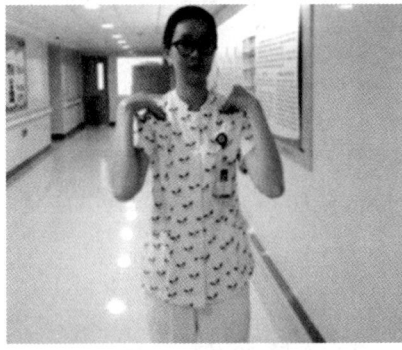

◎ 图 5-1-4

**第五式 颈项争力**（图 5-1-5）

左手放在背后，右手手臂放在胸前，手掌立起向左平行推出，同时头部向右看，保持几秒钟，再换左右手。

**第六式 头手相抗**（图 5-1-6）

双手交叉紧贴颈后，用力顶头颈，头颈向后用力，互相抵抗 5 次。

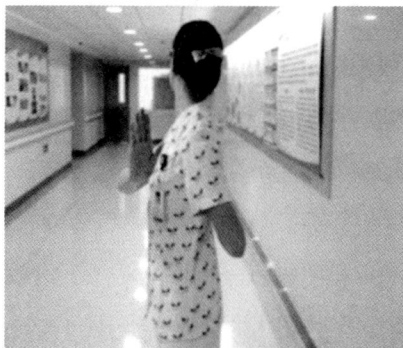 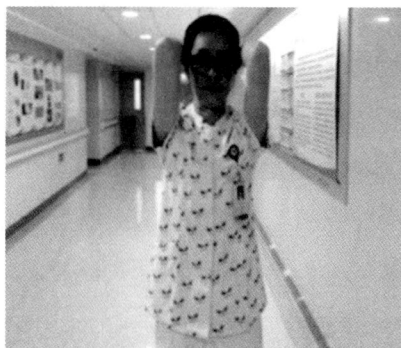

◎ 图 5-1-5　　　　　　　　◎ 图 5-1-6

**第七式 仰头望掌**（图 5-1-7）

双手上举过头，手指交叉，掌心向上，将头仰起看向手背，保持 5 秒。

**第八式 按摩合谷穴**（图 5-1-8）

自然站立，用左手大拇指按摩右手合谷穴，双手交替，每穴按摩 3 ～ 5 分钟，可舒筋止痛。

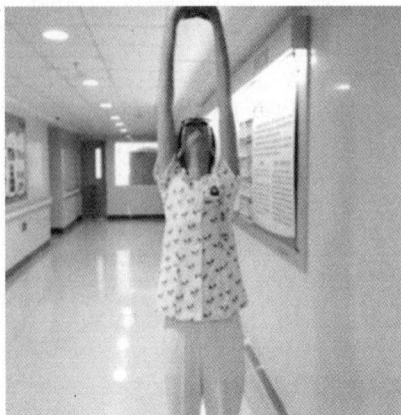
◎ 图5-1-7

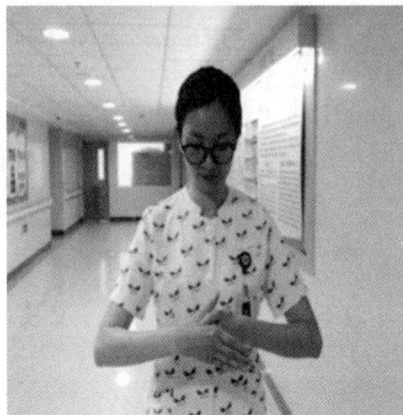
◎ 图5-1-8

**收势**

如起式动作要领。

## （四）动作要领

**1. 操作中要专注**：颈椎是人体非常薄弱的部分，颈部锻炼必须专心，不能分心分神，以免由于运动不当造成新的损伤。

**2. 全身适当放松**：运动时颈部肌肉一定要放松，尽量不用力，使肌肉和各关节得到舒展，促进气血流通，加快康复。

**3. 动作切记缓慢**：由于颈椎病患者颈部肌肉活性度很低，如果转动过急，力度过大，容易拉伤肌肉或韧带。因此，动作一定得缓慢，一旦出现疼痛难耐或有眩晕的感觉时，应该马上停止。

**4. 保证锻炼强度**：做操时一定要做到颈部微微发热时才停止，这样能起到实质的锻炼作用。

**5. 动作要做到位**：动作要规范，每一个动作都要到达运动的终止位置，才能使颈部得到最充分的锻炼。

## 三、功效分析

**1. 舒筋通络，调和气血**：在中医理论中，颈椎病被归属于"颈肩痛""痹证""项痹""筋伤"等范畴。《素问·痹论》提到"风寒湿三气杂至，合而为痹也"，意思是风、寒、湿等外邪侵入人体后，会阻滞经络，致使气血运行不畅，经脉不通，进而引发疼痛。当颈部得不到充足的气血濡养时，就会产生颈部疼痛的症状。通过用手掌来回摩擦颈部，并按摩大椎穴，能够激发一身的阳气，起到强身健体、舒筋通络、散寒除湿的作用。此外，"左顾右盼"的动作，可活动两侧的足少阳胆经，刺激胆汁分泌，补充身体的血气能量，以此实现调和气血的功效。

**2. 解痉止痛，散寒定痛**：中医有"动而生阳，阳旺则畅，畅则不痛"的观点。在颈椎操中，"旋肩舒颈""颈项争力"等步骤能够使人体周身阳气得以调畅，促进气血运行，从而使全身气血经络通达，达到"通则不痛"的效果，实现散寒定痛的目的。肌肉在运动过程中的一紧一松，如同"水泵"一般推动血液流动，加速了血液循环，进而发挥活血化瘀、解痉止痛的作用。

**3. 开窍醒神，通经活络**："仰头望掌"这一动作，有助于提升颈椎的整体功能，增强斜角肌、胸锁乳突肌的肌力，加大颈椎的活动度。最后配合按摩合谷穴，能够起到开窍醒神、通经活络的作用。

## 四、适应证与禁忌证

**1. 适应证**：颈椎病，颈部疼痛，颈部肌肉僵硬、痉挛患者适宜操作。

**2. 禁忌证**：严重的脊髓型颈椎病患者；颈部活动容易出现眩晕者；有急性神经根性症状的患者慎用。

## 五、注意事项

1.颈椎操练习时间：饭后至少半小时后进行，每日1次。

2.颈椎操练习时应专注，以免由于运动不当造成颈椎新的损伤。

3.颈椎操练习时应全身放松，动作缓慢，循序渐进，一旦出现疼痛难耐或眩晕时立即停止练习，告知医护人员。

# 腰腿痛强身健骨康复操

## 一、概述

　　强身健骨康复操是结合八段锦招式改良而成的。其动作包括两掌上托，将气从关元提至天突；两掌下落，将气从天突降至关元，以此促进三焦通畅。随后摩运膀胱经，达到温通经络、调和阴阳的效果。

　　在中医范畴中，腰痛属于"腰腿痛、痹证"等范畴。风、寒、湿三种邪气杂合侵入人体，停留于经脉，导致气血运行不畅，再加上肝肾亏虚，就会引发腰痛。从现代医学角度来看，慢性腰痛主要是因为长期不良的生活姿势和过度的体力劳动，打破了骨骼肌损伤后的"损伤—代偿—修复—平衡"机制，使得组织修复的时间延长、能力下降，进而导致腰肌长期处于慢性劳损状态。

　　强身健骨康复操能够畅通任督二脉，使阳气通达，气血调和；让腰部气血流畅充盛，同时带动带脉气血流转，起到活血通络、强筋壮骨的作用。这套操法虚实相生、刚柔相济，讲究意动形随、神形兼备，适用于腰痛病康复期，也同样适用于腰腿痛的预防。

## 二、具体操作

### （一）评估

**1. 环境准备**：环境安静，温度 18 ～ 22℃，湿度 50% ～ 60% 为宜。

**2. 患者自身准备**：取舒适体位，衣着宽松、舒适，情绪稳定。

**3. 患者评估**

（1）局部评估：双下肢如有骨折、血栓、扭伤、脱臼未恢复，有出血倾向、皮肤外伤或皮肤有明显炎症、红肿、破溃处不宜拍打。

（2）全身评估：患者无意识障碍，配合程度好。

## （二）用物准备

宽松衣裤、软底运动鞋。

## （三）操作步骤

### 预备式

两脚开立，两臂自然下垂，目视前方，舌顶上腭，调匀呼吸，气守丹田。

### 第一式　一撑

❶ 撑腰锻炼，双脚叉开与肩同宽，全身放松。随着双臂缓慢上举的同时用鼻缓缓吸气。

❷ 双臂高举过头顶，眼看天，腰部向上直撑到最大限度，10 秒后双臂慢慢放下同时用嘴慢慢呼气。

### 第二式　二攀

❶ 两脚平行开立，与肩同宽，两掌分按脐旁。

❷ 两掌沿带脉揉按至后腰。上体缓缓前倾，两膝保持挺直，同时两掌沿尾骨、大腿外侧向下按摩至脚跟。

❸ 沿脚外侧按摩至脚内侧。上体展直，同时两手沿两大腿内侧按摩至脐两旁。如此反复俯仰 4～8 次。

### 第三式　三后

❶ 双臂置于腰部，双脚叉开与肩同宽，全身放松。

❷ 在腰部向上直抻的同时腰背向后抻 10 次。

### 第四式　四拱

❶ 双手扶墙壁，身体与被扶物留有适当距离。

❷ 双脚叉开与肩同宽，先稍用力以中等速度向前拱腰，向后拱腰，做完前后方向的拱腰为一次，做 10 次。

### 第五式　五颠

❶ 两臂自身侧上举过头，脚跟提起，同时配合吸气。

❷ 两臂自身前下落，脚跟亦随之下落，并配合呼气，全身放松。反复起落 10 次。

### 第六式　六罗

❶ 多角度不同方位的腰部运动，左右侧弯腰。

❷ 左右转腰、晃腰等，每项各做 10 下。

### 第七式　七倒

❶ 挺胸收腹，平视前方，双手自然前后挥动，倒走锻炼。

❷ 倒走时要选择平坦而又安全的场地，尽量少回头。速度根据自己的具体情况而定，循序渐进，每次倒走 10 分钟。

### 第八式　八摩

❶ 先用双手分别按揉肾俞穴、腰眼穴 100 次，后用双手交替敲打二穴各 100 次。

❷ 稍猫腰，用双手握拳同时敲打臀部（腰俞穴）100 次。

❸ 用双拳分别敲打胯部（环跳穴）100 次。

**收势**

双脚开立，双手交叠于腹部，调匀呼吸，闭目静养，意守丹田，待呼吸均匀，将意念归于丹田。

## （四）动作要领

**1. 穴位敲打手法及力度**：敲打手法以有力、均匀、柔和为原则。持续一定时间，手不感到疲劳、酸痛。敲打有一定力度，以局部皮肤微红为度。手法轻而不浮，重而不滞，柔中有刚。

**2. 动作频次与时间**：敲打穴位频率为每分钟 60 次，敲打时力量不需要太大，视患者体力量力而行，也可实施被动拍打或分段间歇拍打，以皮肤微微发红为宜。动作柔和，节奏宜慢，锻炼时间宜在饭后至少半小时后进行，每日 1 ～ 2 次。

# 三、功效分析

**1. 温通经络，调和阴阳**：足太阳膀胱经，循行于人体阳位腰背部，为六经之长，统摄阳分，主一身之表，夹督而行，且络于肾，与足少阴肾经互为表里。背为阳，督脉为阳脉之海，统领一身阳气，调节阳经脉气，足少阴经属肾，与督脉交于长强，肾为元阳，内寓命门之火，因此足太阳膀胱经为诸阳之属，诸阳主气，具有通行阳气的作用。阳气在外可卫护肌表，抗御外邪；在内温煦各脏腑组织。故足太阳经在外通行阳气，循经达表，可卫外御邪；通达于内，可温通经脉，调和阴阳。

**2. 活血通络，强筋壮骨**：一撑式可增气力，疏通三焦，二攀八摩式固肾腰，可益肾填髓，"以腰为轴"可疏通腰部经络，发挥其"行血气而营阴阳、濡筋骨而利关节"的作用；可调节腰部气血流通，《难经》有云"血主濡之"，血行则腰府得养，最终实现"通则不痛"。足太阳为诸阳主气，筋的刚柔与阳气的关系非常密切，阳气和则骨正筋柔，阳虚则寒，则筋拘挛；阳盛则热，则筋痉挛。《重广补注黄帝内经素问》中云"然阳气，外为柔软，以固于筋"，故可强筋壮骨、活血通络。

**3. 通达阳气，气血调和：** 督脉为诸阳经总汇，总督诸阳，其"贯脑属肾"，与肾、脑关系密切，阳气充则骨正筋柔，阳虚则寒，寒则筋拘挛，若督脉气衰，阳气不振，则可致痹证及腰背疼痛等症。督脉联络诸经，且通过其分支与肾相连，故叶天士有"八脉隶于肝肾"之说，肾为命门之所在，内藏元阳，为全身脏腑器官动力之源，督脉"贯脑属肾"，与肾、脑关系密切，且元阳要借助任督二脉通行元气而布达于全身。通过本操法以达到调理督脉气血的功能，使之督脉通畅，气血调和，阳气充盈。

## 四、适应证与禁忌证

**1. 适应证：** 适用于腰痛病康复期，如腰椎间盘突出症、久坐腰肌劳损等。

**2. 禁忌证**

（1）腰椎肿瘤、滑脱、结核、严重骨质疏松，以及腰椎间盘髓核突出压迫脊髓及马尾神经，导致严重的大小便失禁患者不宜操作。

（2）妊娠妇女及合并心脑血管疾病等严重原发性疾病患者不宜操作。

## 五、注意事项

1. 锻炼的强度、时间等可根据患者自我感觉进行控制，以引起局部疲劳、有轻微酸胀疼痛为宜，且这些感觉应在 24 小时内消失。

2. 每日 3 次，每次 20～30 分钟，腰背部锻炼至少需坚持 6 个月。

3. 腰椎疾病人群要从低强度运动开始，应确保练习强度不超过其身体负荷，并根据患者实际训练情况进行科学调整。

4.损伤急性期应重点检查腰椎韧带及肌肉损伤情况，确定是否存在关节、骨骼等实质性损伤，并在专业医生的帮助下进行评估，由运动康复训练人员为其制订针对性训练方案。医疗康复期是自我保健的适宜时期。

5.注意腰部保暖，操作期间不久站，不久坐，不负重，不大弯腰，不坐低板凳，不劳累，不做有损腰部的动作，不良姿势要纠正。

# 膝痹术后防栓经络拍打操

## 一、概述

　　膝关节骨性关节炎属于中医"痹证"范畴，晚期采用膝关节置换手术，能有效提升患者生活质量。接受膝关节置换术后的患者，是下肢深静脉血栓形成的高危人群。深静脉血栓在中医学中，归属于"股肿""脉痹""肿胀"范畴，其成因是湿热流注于血脉经络，致使气血运行不畅，气滞则血凝结，进而瘀阻血脉经络。在早期，深静脉血栓并无特异性临床表现，随着病情逐步向近心端发展，才会出现肢体肿胀等症状。严重时，患者可能发生肺部栓塞，部分甚至危及生命。而脉道通利、心气充沛、血液充盈，是血液正常运行的基本条件。因此，在膝关节置换术后早期，通过拍打下肢的足阳明胃经、足少阳胆经、足太阳膀胱经、足太阴脾经、足厥阴肝经、足少阴肾经，刺激各相关穴位及经脉，能够有效运行气血、畅通血脉、调和阴阳，进而促进血液、淋巴液在体内的循环，调整人体代谢过程，促使静脉血液回流心脏，防止下肢静脉瘀血，确保下肢静脉血液良好循环，以此减少术后深静脉血栓的发生。这一方法同样适用于髋关节置换术后、下肢骨折术后、长期卧床及胃肠和其他大手术后深静脉血栓的预防。

扫码看视频

## 二、具体操作

### （一）评估

**1. 环境准备**：环境安静，温度 18 ～ 22℃，湿度 50% ～ 60% 为宜。

**2. 患者自身准备**：取舒适体位，衣着宽松、舒适，情绪稳定。

**3. 患者评估**

（1）局部评估：双下肢如有骨折、血栓、扭伤、脱臼未恢复，有出血倾向、皮肤外伤或皮肤有明显炎症、红肿、破溃处不宜拍打。

（2）全身评估：患者无意识障碍，配合程度好。

### （二）用物准备

经络拍打板或徒手手掌（以下以经络拍打板为例）。

### （三）操作步骤

**预备式**

取坐位（也可以取卧位或站立位，根据患者病情调整），调神志，调息（自然呼吸），调身（全身心放松，处于舒适状态）。

**第一式　拍打足阳明胃经和足少阳胆经（图5-3-1）**

❶ 起势，调身（全身心放松，处于舒适状态），运气通经，凝神调息。

❷ 取坐位（也可以取卧位或站立位）。

❸ 伸出双手，借助经络拍打板，从外踝沿小腿外侧向上拍打，至大腿外侧，到臀部环跳穴处。

❹ 在足三里、梁丘、阳陵泉和环跳等穴位处进行拍打，每穴拍4次，共3个循环。

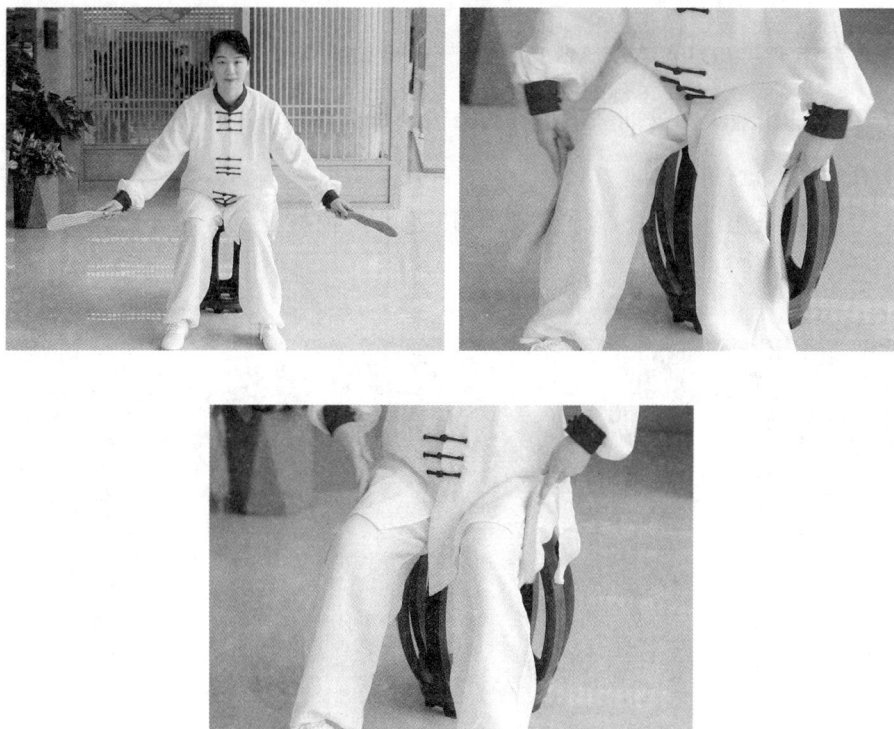

◎ 图 5-3-1

### 第二式　拍打足少阴肾经、足太阴脾经和足厥阴肝经（图 5-3-2）

❶ 伸出双手，借助经络拍打板，沿大腿内侧自上而下拍打至内踝处。

❷ 在血海、阴陵泉、三阴交、复溜等穴位处进行拍打，每穴拍 4 次，共 3 个循环。

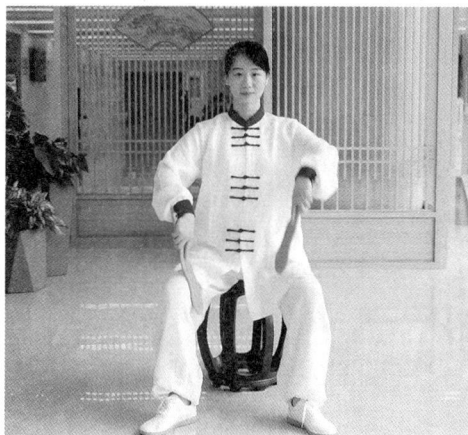

◎ 图 5-3-2

**第三式　拍打足太阳膀胱经（图5-3-3）**

❶伸出双手，借助经络拍打板，由跟腱内侧向上拍打至大腿根部，最后在肾俞穴进行拍打。

❷在承山、委中、肾俞穴等穴位处进行拍打，每穴拍4次，共3个循环。

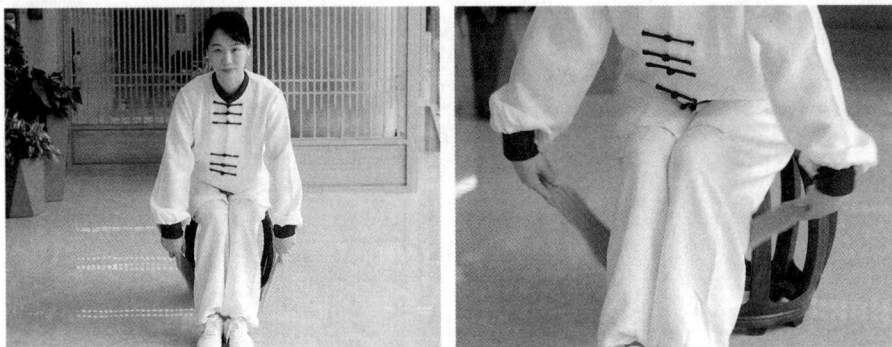

◎ 图5-3-3

**收势**

如预备式动作要领。

## （四）动作要领

**1.拍打手法及力度**：以持久、有力、均匀、柔和为原则，从而达到力量渗透。

> 持久：持续一定时间，手不感到疲劳、酸痛。
>
> 有力：拍打有一定力度，以局部皮肤微红为度，局部会有轻度的疼痛，以能够忍受为宜。
>
> 均匀：拍打有节奏，速度不时快时慢，压力不时轻时重。
>
> 柔和：手法轻而不浮，重而不滞，柔中有刚。

**2. 拍打频次与时间**：以 4 拍节奏拍打，拍打频率为每分钟 60 次，每条经络拍打 3 个循环。拍打时力量不需要太大，以皮肤微微发红为宜。

**3. 拍打顺序**：双下肢左右两侧对称经脉同时拍打，再拍重点穴位。

## 三、功效分析

**1. 运行气血，畅通血脉**：胃为"水谷之海"，主受纳和腐熟水谷，是机体气血精液化生的来源。胃经为十二经脉之长，络脾统肠，主润宗筋。《黄帝内经》中记载阳明经为多气多血之经，对于相应的经络、穴位进行拍打，可以使经络畅通，气血旺盛，从而达到调理脾胃、补中益气、通经活络、疏风化湿、扶正祛邪之功效。足三里为足阳明胃经的下合穴，有调补中气、养胃健脾的作用；伏兔穴为"脉络之会"，有益气健脾、祛湿通络、行气活血之功效；梁丘穴为足阳明经之郄穴，调节气血作用最强，拍打梁丘有活血行气、温经通络的作用，使血脉流通，气机通畅，从而濡养筋骨和关节。

**2. 活血消肿，化瘀通脉**：脾为水谷之海，主运化水谷，在体合肌肉，主四肢。通过拍打脾经可起到疏通经络、活血行气、健脾除湿消肿的作用。足太阳膀胱经为多气多血之经，与阳脉之海督脉相交，对相应的经络、穴位进行拍打，可达到振奋人体阳气、以气养血，从而增加人体正气，达到正气存内、邪不可干的目的。

**3. 补益肝肾，强筋健骨**：肝主筋、肾主骨，肝经是人体气机调节的重要通道，肝经通畅，则全身气机通畅，血液和津液代谢如常，通过拍打可以疏通经脉气血，祛除经络中的痰饮和瘀血。胆为"中精之腑"，胆为阳气之始，胆气升即阳气升，通过拍打胆经可达养髓补血、强筋健骨的功效。通过拍打肾经可以起到振奋肾经阳气、疏通气血、祛除邪气的作用。通过拍打足厥阴肝经和足少阴肾经，可起到补益肝肾、强筋健骨的作用。

## 四、适应证与禁忌证

1.**适应证**：适用于膝关节置换术后深静脉血栓的预防。

2.**禁忌证**

（1）有下肢深静脉血栓者不宜拍打。

（2）患者有出血倾向，如血小板减少、白血病、过敏性紫癜等患者禁用。

（3）病重、病后极度虚弱者，患有精神病、阿尔茨海默病及智力低下、表述不清者或不合作者不宜拍打。

## 五、注意事项

1.经络拍打时间：饭后至少半小时后进行，每日1～2次。

2.徒手拍打操作手法：伸出双手，掌心朝小腿外侧，手指自然并拢，掌指关节稍屈曲，手掌呈空杯状，腕关节放松，以腕关节带动手掌进行弹拍。

3.术后麻醉未恢复时医护人员或家属协助拍打重点穴位，借助经络拍打板，教会患者家属。

4.术后有切口引流管者，拍打时注意避开手术切口和导管，防止意外拔管事件发生。

5.行髋关节置换手术患者拍打时注意屈髋避免超过90度，以防髋关节假体脱位。

6.经络拍打视患者体力量力而行，被动拍打、分段间歇拍打及单侧拍打逐步过渡，拍打过程中如感疼痛剧烈、胸闷气急、心慌心悸等不适时立即停止拍打。

7.对拍打的疼痛不耐受者慎用，局部感觉刺痛等不适及时调整拍打力度。

8.拍打后出现局部皮肤发红或轻度瘀块，一般会自行消退。

# 附骨疽扶正固本经络拍打操

## 一、概述

附骨疽，指毒气深沉、结聚于骨所引发的深部脓疡，又称骨痈、贴骨痈。张景岳在《景岳全书·外科钤》中对该病进行了详细论述，他指出正气虚衰是附骨疽发病的主要原因。因此，在治疗时，张景岳尤为强调固护根本，还提出治疗此病前，需先辨别病证虚实，再确定补泻之法；同时，主张审因论治与分期治疗相结合，并且兼顾外治疗法。

经络拍打技术用于强身健体由来已久，它由古代流传的"拍击功""排打功""摇身掌"及按摩法等演变而来，是以强身健体为主要目的的保健拍打方式，属于传统按摩疗法中的一种常规手法。作为中医外治手段，经络拍打简便易行，被广泛应用于临床。

结合附骨疽的病因病机，选用足太阴脾经、足阳明胃经、足少阴肾经、足厥阴肝经等经络进行拍打，具有诸多功效。可使脾气健运，精微物质化生充足，从而气血充盛，正气强盛，同时肝血肾精充足，筋骨得以强健。这一方法同样适用于其他骨折术后稳定期的患者。

## 二、具体操作

### （一）评估

**1. 环境准备**：环境安静，温度 18 ～ 22℃，湿度 50% ～ 60% 为宜。

2.**患者自身准备**：取舒适体位，衣着宽松、舒适，情绪稳定。

3.**患者评估**

（1）局部评估：双上肢如有骨折、扭伤、脱白未恢复，或皮肤有明显炎症、红肿、破溃处不宜拍打。

（2）全身评估：患者无意识障碍，配合程度好。

## （二）用物准备

经络拍打板或徒手手掌（以下以手掌为例）。

## （三）操作步骤

### 预备式

取半坐卧位（也可以取卧位或站立位，根据患者病情情况定），调神志，调息（自然呼吸），调身（全身心放松，处于舒适状态）。

### 第一式　拍打足太阴脾经

❶伸出左手，掌心朝上，右手手指自然并拢，掌指关节稍屈曲，手掌呈空杯状，腕关节放松，以腕关节带动手掌进行弹拍。

❷从双腿足踝内侧向上沿腿内侧，沿足太阴脾经向上拍打至腹股沟，重复 10 ～ 15 次。

❸以 4 拍节奏拍打，拍打频率为每分钟 60 次。

❹在三阴交、阴陵泉、血海等穴位处进行重点拍打。

❺对侧同法。

### 第二式　拍打足阳明胃经

❶伸出左手手掌，掌心朝上，右手手指自然并拢，掌指关节稍屈曲，手掌稍空，腕关节放松，用腕关节带动手掌进行弹拍。

❷ 沿着骶髂关节向下沿腿外侧的足阳明胃经，至足外踝方向拍打，重复 10 ～ 15 次。

❸ 以 4 拍节奏拍打，拍打频率为每分钟 30 ～ 45 次。

❹ 在梁丘、足三里、上巨虚、条口、丰隆等穴位处进行重点拍打。

❺ 对侧同法。

### 第三式 拍打足少阴肾经

❶ 伸出左手手掌，掌心朝上，右手手指自然并拢，掌指关节稍屈曲，手掌稍空，腕关节放松，用腕关节带动手掌进行弹拍。

❷ 从双腿足踝内侧向上沿腿内侧，沿足少阴肾经向上拍打至腹股沟，重复 10 ～ 15 次。

❸ 以 4 拍节奏拍打，拍打频率为每分钟 30 ～ 45 次。

❹ 在涌泉、太溪、照海、复溜等穴位处进行重点拍打。

❺ 对侧同法。

### 第四式 拍打足厥阴肝经

❶ 伸出左手手掌，掌心朝上，右手手指自然并拢，掌指关节稍屈曲，手掌稍空，腕关节放松，用腕关节带动手掌进行弹拍。

❷ 沿着骶髂关节向下沿腿外侧的足厥阴肝经，至足外踝方向拍打，重复 10 ～ 15 次。

❸ 以 4 拍节奏拍打，拍打频率为每分钟 30 ～ 45 次。

❹ 在行间、太冲、中封、中都、膝关等穴位处进行重点拍打。

❺ 对侧同法。

### 第五式 拍打督脉及膀胱经

❶ 用经络拍打板拍打督脉和膀胱经，自大椎穴沿脊柱向下慢慢拍打至腰骶，即尾骨处，然后沿脊柱两旁从上向下拍。

❷以 4 拍节奏拍打，拍打频率为每分钟 30 ～ 45 次。

❸在肝俞、脾俞、胃俞、肾俞等穴位处重点拍打。

（四）动作要领

**1. 拍打手法及力度**：以持久、有力、均匀、柔和为原则，从而达到力量渗透。

> 持久：持续一定时间，手不感到疲劳、酸痛。
>
> 有力：拍打有一定力度，以局部皮肤微红为度，局部会有轻度的疼痛，以能够忍受为宜。
>
> 均匀：拍打有节奏，速度不时快时慢，压力不时轻时重。
>
> 柔和：手法轻而不浮，重而不滞，柔中有刚。

**2. 拍打频次与时间**：以 4 拍节奏拍打，拍打频率为每分钟 30 ～ 45 次，每条经络拍打 10 ～ 15 次。拍打时力量不需要太大，以皮肤微微发红为宜。

**3. 拍打顺序**：先循经拍打，再在重点穴位拍打，左右两侧经脉交替拍打。

## 三、功效分析

**1. 调理脾胃，补益气血**：《灵枢·痈疽》曰："下陷肌肤，筋髓枯，内连五脏，血气竭。"可见，附骨疽发展到后期会出现气血亏虚之象。脾主运化，胃主受纳，故脾胃乃气血生化之源，为后天之本。拍打脾经、胃经，可使脾气健运，精微化生充足，气血充盛，正气强大。

**2. 滋补肝肾，强筋健骨**：肝主筋，肾主骨，肝肾两虚，筋骨失于濡养，故筋肉，骨骼疼痛。拍打肝经、肾经，可使肝血充足，筋得其养，则筋健有力，运动灵活；肾精充足，髓化有源，骨骼得养，则坚固有力。

3. **调节阳经气血，总督一身阳气**：督脉主气，为阳脉之海，当十二正经气血充盈，就会流溢于任督两脉；相反的，若任督两脉气机旺盛，同样也会循环作用于十二正经。《素问·骨空论》云："督脉为病，脊强反折。"张景岳认为正气虚衰是附骨疽发生的主要原因，在治疗上特别强调固护根本，拍打督脉可以增强正气，使身体的阳气旺盛，不易患病，与其治疗附骨疽的理念不谋而合。

## 四、适应证与禁忌证

1. **适应证**：附骨疽术后稳定期患者适宜操作。

2. **禁忌证**

（1）行皮瓣修复手术者手术部位不宜拍打。

（2）有出血倾向，如血小板减少、白血病、过敏性紫癜等患者禁用。

（3）病重、病后极度虚弱者及不合作者不宜拍打。

## 五、注意事项

1. 经络拍打时间：饭后至少半小时后进行，每日 1 ～ 2 次。

2. 经络拍打视患者体力量力而行，也可实施被动拍打或分段间歇拍打，拍打过程中如感胸闷气急加剧、心慌心悸等不适时立即停止拍打。

3. 对拍打的疼痛不耐受者慎用，局部感觉刺痛等不适及时调整拍打力度。

4. 拍打后出现局部皮肤发红或轻度瘀块，一般会自行消退。

# 第五节
# 骨痿五行健骨操

## 一、概述

骨质疏松症属于中医"骨痿"范畴，是一种常见的慢性进展性骨代谢疾病。中医运动疗法以阴阳五行理论为指导，通过活动外在肢体，推动脏腑精气流通、气血运行及经络疏通，使脏腑协调统一，进而达到"形神合一"的状态。

五行健骨操依据中医五行相生的原理，即心（火）生脾（土）、脾（土）生肺（金）、肺（金）生肾（水）、肾（水）生肝（木），不仅阐释了五脏的生理功能，明确了五脏的五行属性，还以五脏为核心，推演并关联人体各组织结构与功能。同时，将自然界的五方、五时、五气、五色、五味等，与人体的五脏六腑、五体、五官等相联系，把人体内外环境构建成一个有机整体，充分体现了"天人合一"的理念。

这套操针对骨质疏松患者骨骼功能衰退的特性，对下蹲、背伸等动作进行适度把控，通过拍打按摩与五脏相应的经络和穴位，刺激骨骼细胞，促使其释放递质，起到行气活血、舒筋通络的作用，进而增加身体的灵活性与柔软度，实现增强骨骼、延缓衰老的效果，能够有效预防和控制骨质疏松症。

## 二、具体操作

### （一）评估

**1. 环境准备**：环境安静，温度 18 ～ 22℃，湿度 50% ～ 60% 为宜。

**2. 患者自身准备**：取舒适体位，衣着宽松、舒适，情绪稳定。

**3. 患者评估**

（1）局部评估：双上肢如有骨折、扭伤、脱臼未恢复，或皮肤有明显炎症、红肿、破溃处不宜拍打。

（2）全身评估：患者无意识障碍，配合程度好。

### （二）用物准备

经络拍打板或徒手拍打（以下以徒手拍打为例）。

### （三）操作步骤

**预备式**

取站立位，调神志，调息（自然呼吸），调身（全身心放松，处于舒适状态）。

**第一式　顺气洗脏**

❶ 双手臂自身体两旁缓缓上举至头顶上方。

❷ 掌心向下经过脸前、胸前、腹前缓慢下按，重复 9 次。

**第二式　拍打手太阴肺经**

❶ 伸出左手，掌心朝上，右手手指自然并拢，掌指关节稍屈曲，手掌呈空杯状，腕关节放松，以腕关节带动手掌进行弹拍。

❷ 从左胸前向手臂内侧桡侧面，沿手太阴肺经，向手掌手指方向由上往下进行拍打。

❸ 以4拍节奏拍打，拍打频率为每分钟60次，拍打4～5分钟。

❹ 在尺泽、孔最、列缺、鱼际等穴位处进行拍打，每穴1～2分钟。

❺ 对侧同法。

### 第三式　拍打手少阴心经

❶ 伸出左手手掌，掌心朝上，右手手指自然并拢，掌指关节稍屈曲，手掌稍空，腕关节放松，用腕关节带动手掌进行弹拍。

❷ 从上臂内侧缘后缘，沿手少阴心经，向手掌尺侧方向至小指（少冲穴），由上往下进行拍打。

❸ 以4拍节奏拍打，拍打频率为每分钟60次，拍打4～5分钟。

❹ 在神门、少海等穴位处进行拍打，每穴拍打1～2分钟。

❺ 对侧同法。

### 第四式　抡臂拍打

❶ 以腰为轴心微微转动，双手自然下垂，选择足三阴经，以左手拍右侧，右手拍左侧，反复拍打。

❷ 由俞府穴、周荣穴、大包穴、期门穴、章门穴开始向下拍打，再沿着大腿根部内侧（近腹股沟处），沿脾经、肝经、肾经走向（下肢内侧中线及后缘），经膝关节内侧、小腿内侧，直至足内踝为一遍，每侧拍打1～2分钟。

### 第五式　双腿通络

❶ 从上至下敲打以下穴位：肾俞穴、环跳穴、风市穴、血海穴、委中穴、足三里穴、承山穴，每个穴位各9次。

❷ 两手自下而上经大腿内侧向上摩运至丹田，经章门，到肾俞，然后沿着后腿向下，反复9次。

## 第六式 弓步压腿

❶ 右脚向前一步成右弓步。

❷ 两手叠放在右腿膝关节上。

❸ 利用身体重量向下压腿。

❹ 换左弓步，动作相同，左右相反，各做 9 次。

## 第七式 仆步压腿

❶ 右脚向右一步。

❷ 身体下蹲。

❸ 左脚扑在地面，或者脚尖朝上。

❹ 两手扶在右腿内侧或者两侧，利用身体重量下压，左右各 9 次。

## 第八式 抱球下蹲

❶ 双手手臂慢慢向前平举，与肩同高同宽。

❷ 沉肩坠肘，同时手心向下，目视前方。

❸ 想象身体前有 1 个大球，两手在身体前自球的顶部开始，从球的两侧向下。

❹ 同时双腿慢慢下蹲至臀部贴近小腿，再慢慢站起，重复 9 次。

## 第九式 背后七颠

❶ 两腿并立，足尖用力使足跟悬起。

❷ 脚跟抬起同时吸气停顿，下落震地吐气，反复 7 遍。

## 第十式 左右摇摆

❶ 双腿并立，身体直立，双手伸直、上举合于头顶，身体缓慢向右侧侧弯。

❷ 然后身体回到直立状态，再缓慢向左侧侧弯，反复 9 遍。

### 第十一式　收气还原

❶ 双手臂从身体体侧的两旁缓缓上举至头顶的上方。

❷ 双手不停掌心向下经过脸前、胸前、腹前缓慢下按，意想两手托大自然之气和身体锻炼之气回收丹田，重复 3 次。

### （四）动作要领

**拍打手法及力度**：以持久、有力、均匀、柔和为原则，从而达到力量渗透。

> 持久：持续一定时间，手不感到疲劳、酸痛。
>
> 有力：拍打有一定力度，以局部皮肤微红为度，局部会有轻度的疼痛，以能够忍受为宜。
>
> 均匀：拍打有节奏，速度不时快时慢，压力不时轻时重。
>
> 柔和：手法轻而不浮，重而不滞，柔中有刚。

## 三、功效分析

**1. 行气活血，舒筋通络**：中医理论认为，肾藏精，精可生髓，髓充盈于骨腔便形成骨髓，以此滋养骨骼。对与五脏相应的经络和穴位进行拍打按摩，能够促进气血运行、调和五脏，使气、血、神相互协同作用。经气得以顺畅流通，经络实现通达，气血方能通行无阻。如此一来，可滋养情志、安定心神，达成百脉调和的状态，让体内之气循环往复、生生不息。

**2. 改善平衡功能，增强骨骼活力**：随着年龄增长，老年人骨骼活力降低，肌肉逐渐萎缩，致使其对身体姿势的维持及动作的调控能力变弱，进而平衡能力下降，容易发生跌倒。五行健骨操中的弓步与仆步压腿、意念抱球下蹲等动作，让下肢处于半蹲状态，这对强化老年人膝关节和踝关节周围的本体感受器十分有利，能够显著提升人体本体感觉的灵敏性，从而有效提高老年人的平衡能力。

**3. 改善下肢肌无力，强筋健骨显疗效**：通过抡臂拍打、弓步压腿、仆步压腿、抱球下蹲、背后七颠及左右摇摆等动作训练，有助于提升身体的柔韧性与协调性，增强腰背部肌肉力量。在进行压腿、踮脚跟、下蹲等腿部运动时，下肢肌肉不断收缩和舒张，带动并刺激下肢的肝经、脾经、胃经、胆经等经络，既能疏通经络、活动关节，又能促进血液循环和内分泌等系统的正常运行。长期坚持，可有效改善下肢肌无力的状况，增强老年人身体的适应能力与灵活性，提升身体素质及免疫力。

## 四、适应证与禁忌证

**1. 适应证**：轻度骨质疏松症患者适宜操作；Barthel 指数 ≥ 61 分。

**2. 禁忌证**

（1）重度骨质疏松症患者不宜操作。

（2）患有严重神经、肌肉、骨骼、心肺等疾病，治疗要求限制活动者不宜操作。

## 五、注意事项

1. 在实施五行健康操之前，必须进行安全性评估。参与者应结合自身的耐力状况来开展锻炼，尤其是老年人，强烈建议在专业人员的指导与看护下进行锻炼。不要强制要求老年人每个动作都做到标准规范，而要让受训者依据自身身体条件，在确保安全的前提下量力而行，循序渐进地推进。例如，老年人在初次进行仆步压腿训练时，应根据自身身体情况决定压腿的幅度，随着训练时间的推移，再逐步增加下压幅度。

2. 建议进食含钙丰富的饮食：如牛奶、虾米，遵医嘱抗骨质疏松治疗，多晒太阳等。

3.日常起居：动作要慢，衣服大小要合适，穿防滑鞋子，不爬高取物，注意防跌。

# 第六章　老年科病证

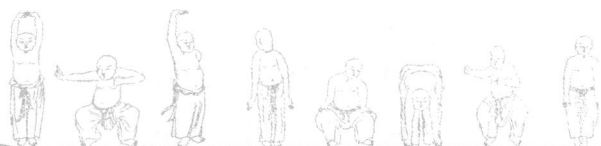

# 呆病舒筋益髓操

## 一、概述

舒筋益髓操隶属于颈椎操类别，其动作源于古代流传的八段锦与五禽戏中涉及颈部的部分，经演化而来，以实现舒筋益髓为核心目标。作为新兴颈椎操，它借助对头颈部开展科学且有序的运动，达成健脑通络之功效。

颈部穴位分布广泛，多条经脉在此循行，与脏腑、大脑存在紧密联系。刺激这些穴位，能够推动身体各脏腑、组织中营卫气血的运行，改善脑部血液供应。阿尔茨海默病在中医领域归属于"呆病"范畴，病变位置在脑，与心、肝、脾、肾等脏腑功能紊乱相关。据《景岳全书》记载，该病以肾精亏虚为根本，阴阳失衡为变化，关键在于五脏之气衰弱。五脏气衰，致使气、血、痰、郁等邪气阻滞于五脏，损害心神，从而形成原发性、退化性痴呆。

舒筋益髓操通过活动颈部的督脉、手少阳三焦经、足少阳胆经、足太阳膀胱经，刺激相应穴位及经脉，能够改善内脏供血状况，有效促进血液循环，疏通经络，切实发挥舒筋益髓、健脑通络的作用。这套操适用于患有轻度认知功能障碍的阿尔茨海默病患者，同时也有助于颈椎病的预防与治疗。

## 二、具体操作

扫码看视频

### （一）评估

**1. 环境准备**：环境安静，温度 18 ～ 22℃，湿度 50% ～ 60% 为宜。

**2. 患者自身准备**：取舒适体位，衣着宽松、舒适，情绪稳定。

**3. 患者评估**

（1）局部评估：主要症状及颈部活动度。

（2）全身评估：患者无意识障碍，配合程度好。

### （二）用物准备

椅子、床，衣着宽松舒适，地面干燥防滑。

### （三）操作步骤

**预备式**

取坐位，沉肩垂肘，调神志，调息（自然呼吸），调身（全身心放松，处于舒适状态）。

**第一式　坐式头部回缩运动（图 6-1-1）**

❶ 坐在椅子上，平视前方，完全放松，缓慢且平稳地向后移动头部，吸气后仰，呼气回正；再缓慢向前移动头部，吸气低头含胸，呼气回正。

❷ 充分拉伸足阳明胃经，刺激人迎、水突、缺盆等穴位，前后各为一组，每组 1 个 8 拍，共 4 次。

❸ 注意：动作要缓慢，头部回缩时不要将下巴抬起，以颈后部有被牵拉感和运动后即感颈部灵活自如为度。

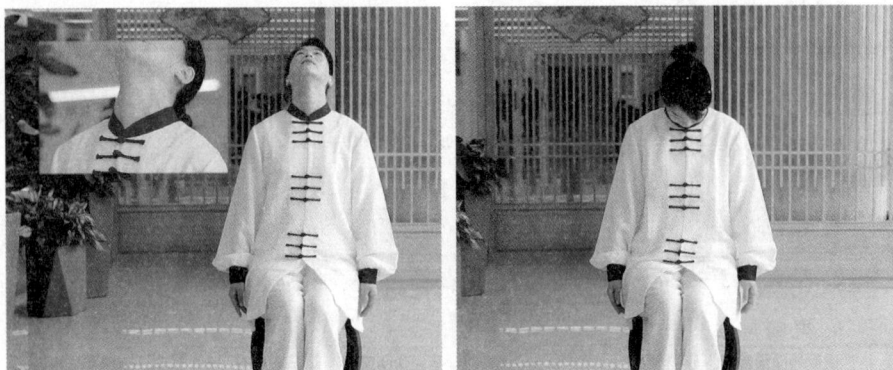

◎ 图 6-1-1

**第二式　坐式颈部侧拉运动（图 6-1-2）**

❶ 坐在椅子上，平视前方，完全放松，缓慢且平稳地向左移动头部，吸气左移，呼气回正；再缓慢向右移动头部，吸气右移，呼气回正。

❷ 充分拉伸手少阳三焦经，刺激翳风、天牖等穴位，左右各为一组，每组一个 8 拍，共 4 次。

❸ 注意：此操作以颈后部有被牵拉感和扳后即感颈部灵活自如为度。

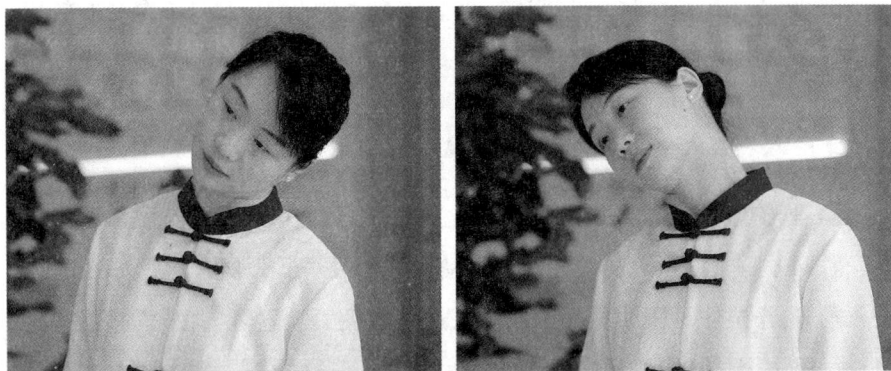

◎ 图 6-1-2

**第三式　坐式颈部伸展运动（图 6-1-3）**

❶ 将身体慢慢移动靠向椅背，使头、颈椎和肩膀放松，缓缓地将头部

由右向左后方慢慢移动至身前正中位，平视前方；再缓缓地将头部由左向右后方慢慢移动至身前正中位，平视前方。

❷ 此动作拉伸足少阳胆经，刺激肩井等穴位，左右各为一组，每组1个8拍，共4次。

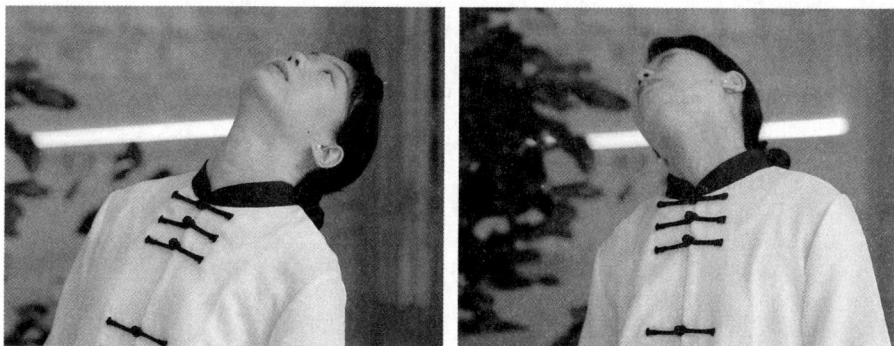

◎ 图6-1-3

**第四式　坐式颈部弯曲运动**（图6-1-4）

❶ 坐在椅子上，目视前方，并完全放松，低头含胸，让下巴尽量靠近胸部，双手交叠于脑后，放松双臂，双肘指向地面，保持头部最接近胸部的姿势，然后恢复到开始的姿势。

❷ 拉伸督脉、足太阳膀胱经，刺激哑门、大椎、天柱等穴位，每组1个8拍，共8次。

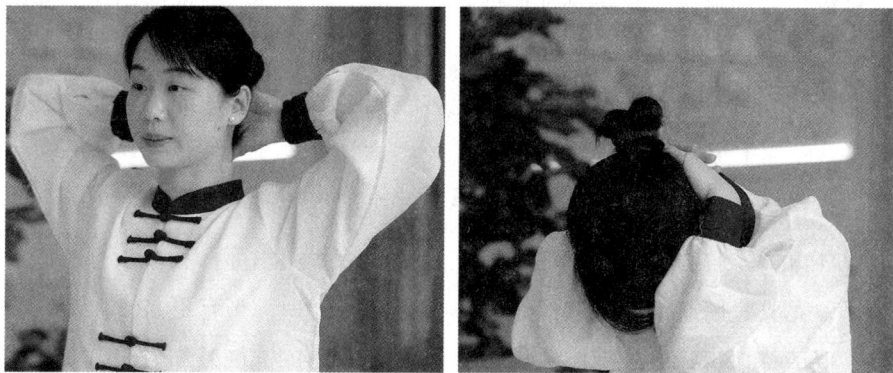

◎ 图6-1-4

## （四）动作要领

1.益髓颈椎操锻炼过程中应保持舒适体位，呼吸均匀，动作缓慢，视患者体力量力而行，也可分段间歇进行，整个过程中如感胸闷气急加剧、心慌心悸等不适时立即停止。

2.循序渐进，不要求全套完成。

# 三、功效分析

1.**醒神开窍，健脑通络**：阿尔茨海默病在中医学里归属于"呆病"范畴，病位聚焦于脑，与心、肝、脾、肾这四脏的功能失调紧密相关。其发病原因，多是由于七情过度内伤，或是久病缠身及年老体衰，致使精气虚衰、气血不足，最终造成髓减脑消，神机无法正常发挥作用；又或者是阳盛化风，气血上逆，裹挟着痰浊与瘀血，直冲脑部，蒙蔽清窍，使得元神失去聪慧。而舒筋益髓操中的颈部拉伸动作，能够刺激颈部的经脉穴位，起到醒神开窍、健脑通络的作用，对改善阿尔茨海默病相关症状具有积极意义。

2.**疏通经络，补肾益髓**：气血作为人体生命活动的物质根基，全身各个组织器官唯有获得气血的滋养，才能够顺利完成正常的生理活动。坚持每日进行舒筋益髓操这类颈椎操锻炼，借助活动颈部、肩部的动作，能够促使颈部气血运行顺畅，进而让气血得以通达周身。如此一来，不仅能够疏通经络，有效缓解颈部疾病，还能够滋养脏腑组织，达成补肾益髓的功效，从整体上提升身体机能。

3.**抗御病邪，保卫机体**：经络作为气血运行的通道，在抗御外邪、保卫机体方面发挥着至关重要的作用。坚持经常活动颈部，有助于打通周身经络，尤其是膀胱经。膀胱经是人体重要经络之一，当有更多气血流入其中，保证气血运行畅通无阻，人体才能更好地发挥抗御外邪、保卫机体的功能，增强身体的抵抗力，预防疾病侵袭。

## 四、适应证与禁忌证

**1.适应证**：适用于轻度认知功能障碍的阿尔茨海默病患者。

**2.禁忌证**

（1）严重的脊髓型颈椎病患者不宜操作。

（2）颈部活动容易出现眩晕者不宜操作。

（3）有急性神经根性症状的患者慎用。

## 五、注意事项

1.练习时应专注，以免由于运动不当造成颈椎新的损伤。

2.练习时应全身放松，动作缓慢，循序渐进，一旦出现疼痛难耐或眩晕时立即停止练习，告知医护人员。

3.操作中严密观察患者反应、面色，如有不适及时停止，严防患者跌倒。

第二节
# 呆病五音手指操

## 一、概述

手指操是基于中医学按摩疗法，依据经络学说原理创编的一种自我保健疗法。通过手指按揉穴位，激发手部经络的"经气"，进而调畅气机，实现益智抗衰、宁心安神的功效。

五音疗法源自《黄帝内经》，它建立在"天人合一""乐药合一""乐人合一"等中国整体观哲学思想之上，运用五行（木、火、土、金、水）理论，将五音（角、徵、宫、商、羽）与五脏（肝、心、脾、肺、肾）、五志（怒、喜、思、悲、恐）有机联系起来。在遵循因人、因时、因地辨证施乐的原则下，通过聆听五行音乐，调节气机，扶助正气，以达到养生和防治疾病的目的，是一种传统音乐疗法。

五音手指操融合了手指操与五音疗法的功效，是用以预防或改善患者智能减退的自我保健疗法，也是基于传统按摩手法的创新之举。具体操作时，在播放适合患者的五行音乐的同时，引导患者跟着节拍按揉双手的劳宫、合谷、阳溪、后溪穴，以此激发相应的手厥阴心包经、手阳明大肠经、手太阳小肠经的"经气"，调畅气机，促进全身气血运行。这不仅能够促进大脑活性化，强化患者活动能力，实现益智抗衰的效果，而且患者进行手指操锻炼，还能增强自身眼、耳、手、脑的协调性，转移注意力，减轻焦虑抑郁情绪，进而达到宁心安神的效果。

此操适用于轻度认知障碍的阿尔茨海默病患者，同样适用于存在记忆力障碍、语言障碍、计算能力障碍、书写能力障碍等表现的老年患者。

## 二、具体操作

### （一）评估

**1. 环境准备**：环境安静，温度 18 ～ 22℃，湿度 50% ～ 60% 为宜。

**2. 患者自身准备**：取舒适体位，衣着宽松、舒适，情绪稳定。

**3. 患者评估**

（1）局部评估：双上肢如有骨折、扭伤、脱臼未恢复，或皮肤有明显炎症、红肿、破溃处不宜操作。

（2）全身评估：排除处于疾病急性期或有严重的精神行为障碍的患者，以及重度认知功能障碍、不配合治疗的患者。

### （二）用物准备

录音机或者视频播放器、节拍器。

### （三）操作步骤

**预备式**

患者操作前应辨证，选择合适的音乐，音量调至 40 ～ 60 分贝，调神志，调息（自然呼吸），调身（全身心放松，处于舒适状态，可卧可坐可站）。

**第一式  按揉劳宫穴**

一只手中指弯曲，指尖下定位掌心劳宫穴，用另一只手的大拇指进行按揉，先点按 2 个 8 拍，再按揉 4 个 8 拍，重复 2 次后换手，持续以上手法。

### 第二式　按揉合谷穴

一手拇指横纹对准另一手虎口边缘，拇指自然弯曲，指尖下凹陷处为合谷穴，定位后用大拇指进行按揉，先点按2个8拍，再按揉4个8拍，重复2次后换手，持续以上手法。

### 第三式　按揉阳溪穴

一只手手背朝上，四指朝前，翘起大拇指，在短伸肌腱和长伸肌腱之间有一凹陷处（解剖学鼻烟窝凹陷中），用另一只手的大拇指进行按揉，先点按2个8拍，再按揉4个8拍，重复2次后换手，持续以上手法。

### 第四式　按揉后溪穴

轻轻握拳，第二道掌纹小手指关节端即为后溪穴，用另一只手的大拇指进行按揉，先点按2个8拍，再按揉4个8拍，重复2次后换手，持续以上手法。

### 第五式　抖动双手

当上述4个穴位分别点按结束，双手垂直放松抖动4个8拍后，分别按摩大拇指、食指、中指、无名指、小指，调节神经系统，改善手指精细功能。

### 第六式　十指相扣

扣十指，左手和右手的手指相扣，持续4个8拍。

整部手指操时长30分钟，每天1次，一周5次。

**（四）动作要领**

1.根据十二经络走向规律进行手指操的顺序，从劳宫穴开始，按揉合谷穴、阳溪穴，最后按揉后溪穴，按揉时力道均匀、柔和。

2.根据不同的证候类型选择不同的治疗曲目。如肝肾亏虚型可选择角调（如《胡笳十八拍》）及羽调（如《梅花三弄》）的音乐来治疗。（详见表6-2-1）

## 三、功效分析

**1.益智抗衰**：练习手指操能够实现手脑协同运作。手指的精细运动能够激活并刺激大脑皮层中对应的神经细胞，维持大脑的灵活性与敏锐度，有效延缓脑细胞的退化进程，进而达成益智抗衰的目标。五行音乐疗法，则是将不同速度、旋律、音色和音调和谐融合，形成复合听觉信息。这些信息经由耳蜗管，由听觉细胞通过神经冲动传递至大脑，刺激大脑中枢分泌诸如激素、酶、乙酰胆碱等活性物质。这些物质能够兴奋神经细胞，调节血流量，改善神经、心血管、内分泌等系统的功能，使人体的生理节律和心理状态恢复至平衡正常状态。在播放五行音乐的同时，引导患者进行手指操锻炼，让患者同步调动耳听、眼看、手做、脑想等多种感官与思维活动，能够显著增强患者眼、耳、手、脑的协调性，提升其运动能力与认知能力，改善日常生活能力，提高生活质量，有效延缓患者智能减退的速度。

**2.宁心安神**：阿尔茨海默病患者由于年老体衰，心脏气血逐渐亏虚，脾胃功能日益减弱，导致心失所养，神无所藏，元神无法正常发挥作用，进而出现智能低下、失眠健忘等症状。依据中医经络学说，手部是手太阴肺经、手厥阴心包经、手阳明大肠经、手少阴心经、手少阳三焦经、手太阳小肠经的起止之处。按揉双手，能够激发经络中的"经气"，调畅全身气机，促进气血运行，从而达到宁心安神的效果。此外，五行音乐疗法同样具备宁心安神的功效，能够舒缓患者情绪，调节身心状态。

## 四、适应证与禁忌证

### 1. 适应证

（1）符合世界卫生组织制定的国际疾病分类（ICD — 10）AD 的相关诊断标准；年龄在 60 周岁以上者，MMSE 评分 21 ～ 27 分。

（2）能配合治疗，可简单交流者适宜操作。

### 2. 禁忌证

（1）合并严重身体疾病者不宜操作。

（2）严重失语和认知功能障碍者不宜操作。

（3）依从性差或突发不良事件不能继续治疗者不宜操作。

## 五、注意事项

1. 采取有效措施来保证参加老人的依从性：与老人建立良好的关系，保证有充足的时间指导老人进行手指操的训练；避开治疗、吃饭、康复活动等时机；集体练习者均予签到、发放小礼品奖励等。

2. 锻炼时间：饭后至少半小时。

3. 操作中患者有烦躁、冲动、不配合等行为及时停止并告知医生。

## 六、呆病不同临床分型音乐选择目录

表 6-2-1　呆病不同临床分型音乐选择参考表

| 证候分型 | 症状表现 | 代表音乐 | 作用机制 |
|---|---|---|---|
| 肝肾亏虚型 | 健忘，智力下降，烦躁易怒，头晕目眩，耳鸣，失眠口干，腰膝酸软，五心烦热 | 角调《胡笳十八拍》羽调《梅花三弄》 | 疏肝健脾，养心安神 |

| 证候分型 | 症状表现 | 代表音乐 | 作用机制 |
|---|---|---|---|
| 气滞血瘀型 | 健忘，智力下降，头痛失眠，半身不遂，肢体麻木，或胡言乱语、口唇青紫，皮肤容易瘀青 | 商调《阳春白雪》徵调《紫竹调》 | 活血化瘀，开窍醒神 |
| 髓海不足型 | 健忘，反应迟钝，头晕头痛，乏力瞌睡，头发干枯 | 羽调《梅花三弄》 | 补肾益髓，填精安神 |
| 痰浊阻窍型 | 健忘，智力下降，说话颠三倒四，头晕乏力，胸闷痰多，伴恶心 | 商调《阳春白雪》宫调《十面埋伏》 | 健脾化痰，开窍醒神 |
| 心脾两虚型 | 健忘，智力下降，失眠多梦，头晕乏力，纳差腹胀，大便稀溏 | 徵调《紫竹调》宫调《十面埋伏》 | 健脾益心，补益气血 |

第三节

# 呆病五神经络拍打操

## 一、概述

经络拍打健身法由古代流传的"拍击功""排打功""摇身掌"及按摩法等演变而来，是以强身健体为主要目的的保健拍打方式，属于传统按摩疗法中的一种常规手法。其操作方式是用手指、掌、拳等部位拍击穴位或患处，根据力度轻重，轻的称为"拍"，重的称为"打"，以此达到祛病防病、促进身心健康的效果。《灵枢·本神》篇提到："心有所忆谓之意，意之所存谓之志，因志而存变谓之思，因思而远慕谓之虑，因虑而处物谓之智。"藏象理论将脑的功能分属五脏，由此形成了中医独特的五神脏理论。

五神经络拍打操通过拍打手太阴肺经、手少阴心包经、足少阴肾经、足太阴脾经、足厥阴肝经来发挥作用。人体经络穴位与脏腑、大脑紧密相连，通过刺激穴位、拍打经脉，能够促进身体各个脏腑组织中营卫气血的运行，使脏腑更好地发挥生理功能。

呆病，即阿尔茨海默病，其病因病机复杂，病位主要在脑和心，且与肺、肝、脾、肾关系密切，基本病机为髓减脑衰。五神经络拍打操通过拍打刺激相关穴位及经脉，能够改善内脏供血，促进血液循环，进而起到健脑益智、清心火、安心神、健脾通络的作用。该操适用于缓解阿尔茨海默病引发的记忆力减退、头晕耳鸣、性情改变、夜寐不安等症状。同时，对于健康老人出现的生理性记忆力减退，也可起到一定改善作用，有助于预防阿尔茨海默病。

## 二、具体操作

### （一）评估

**1.环境准备**：环境安静，温度 18～22℃，湿度 50%～60% 为宜。

**2.患者自身准备**：取舒适体位，衣着宽松、舒适，情绪稳定。

**3.患者评估**

（1）局部评估：肢体如有骨折、扭伤、脱臼未恢复，或皮肤有明显炎症、红肿、破溃处不宜拍打。

（2）全身评估：患者无意识障碍，配合程度好。

### （二）用物准备

经络拍打板或徒手手掌（以下以徒手手掌为例）。

### （三）操作步骤

**预备式**

取坐位（也可以取站立位），调神志，调息（自然呼吸），调身（全身心放松，处于舒适状态）。

**第一式　拍打手太阴肺经**

❶ 伸出左手，掌心朝上，右手手指自然并拢，掌指关节稍屈曲，手掌呈空杯状，腕关节放松，以腕关节带动手掌进行弹拍。

❷ 从左胸前向手臂内侧桡侧面，沿手太阴肺经，向手掌、手指方向由上往下进行拍打。

❸ 以 4 拍节奏拍打，拍打频率为每分钟 60 次。

❹ 在尺泽、太渊、鱼际等穴位处进行重点拍打。

❺ 对侧同法。

### 第二式　拍打手少阴心经

❶ 伸出左手手掌，掌心朝上，右手手指自然并拢，掌指关节稍屈曲，手掌稍空，腕关节放松，用腕关节带动手掌进行弹拍。

❷ 从上臂内侧缘后缘，沿手少阴心经，向手掌尺侧方向拍打至小指（少冲穴），由上往下进行拍打。

❸ 以 4 拍节奏拍打，拍打频率为每分钟 60 次。

❹ 在通理、神门、少海等穴位处进行重点拍打。

❺ 对侧同法。

### 第三式　拍打足少阴肾经

❶ 坐于椅子上，脚下垫一矮凳，伸出双手手掌，掌心朝上，右手手指自然并拢，掌指关节稍屈曲，手掌稍空，腕关节放松，用腕关节带动手掌进行弹拍。

❷ 从下肢内侧后缘，沿太溪穴从下向上拍打至阴谷穴。

❸ 以 4 拍节奏拍打，拍打频率为每分钟 60 次。

❹ 在阴谷、筑宾、复溜等穴位处进行重点拍打。

❺ 对侧同法。

### 第四式　拍打足太阴脾经

❶ 坐于椅子上，脚下垫一矮凳，伸出双手手掌，掌心朝上，右手手指自然并拢，掌指关节稍屈曲，手掌稍空，腕关节放松，用腕关节带动手掌进行弹拍。

❷ 从小腿内侧上行于血海穴进行拍打。

❸ 以 4 拍节奏拍打，拍打频率为每分钟 60 次。

❹ 在中都、曲泉、足五里等穴位处进行重点拍打。

❺ 对侧同法。

### 第五式　拍打足厥阴肝经

❶ 坐于椅子上，脚下垫一矮凳，伸出双手手掌，掌心朝上，右手手指自然并拢，掌指关节稍屈曲，手掌稍空，腕关节放松，用腕关节带动手掌进行弹拍。

❷ 沿着肝经方向从小腿向上拍打至阴包穴。

❸ 以 4 拍节奏拍打，拍打频率为每分钟 60 次，重复拍 2 遍。

❹ 在中都、曲泉、足五里等穴位处进行拍打，每穴 30 下。

❺ 对侧同法。

## （四）动作要领

**1. 拍打手法及力度**：以持久、有力、均匀、柔和为原则，从而达到力量渗透。

> 持久：持续一定时间，手不感到疲劳、酸痛。
>
> 有力：拍打有一定力度，以局部皮肤微红为度，局部会有轻度的疼痛，以能够忍受为宜。
>
> 均匀：拍打有节奏，速度不时快时慢，压力不时轻时重。
>
> 柔和：手法轻而不浮，重而不滞，柔中有刚。

**2. 拍打频次与时间**：以 4 拍节奏拍打，拍打频率为每分钟 60 次，每条经络拍打 2 遍。拍打时力量不需要太大，视患者体力量力而行，也可实施被动拍打或分段间歇拍打，以皮肤微微发红为宜。在饭后至少半小时后进行，每日 1 ～ 2 次。

**3.** 操作过程中，注意防跌倒。

**4. 拍打顺序**：先循经拍打，后重点穴位拍打，左右两侧经脉交替拍打。

## 三、功效分析

**1.疏肝解郁，调和气血**：阿尔茨海默病主要表现为记忆力减退、头晕耳鸣、性情改变、夜寐不安、认知障碍等症状，部分患者可能伴有咳嗽咳痰、腹胀便秘等情况。《素问·调经论》记载"血并于下，气并于上，乱而喜忘"，表明气机逆乱是引发健忘的主要病机。岐伯也曾指出："太过则令人善忘。"肝具有体阴而用阳的特性，当肝血不足时，肝魂难以安宁，易引发肝阳上亢，致使气机随之上逆，进而导致健忘。足厥阴肝经是直接与脑相连的经脉，拍打肝经能够促使肝气调畅，气血运行通畅，让脑神得以正常主宰思维，使人思维清晰、情志舒畅。

**2.辅心行血，通调水道**：《灵枢·大惑论》明确指出，"上气不足……心肺虚"是阿尔茨海默病发生的重要因素。肺气的功能状态可通过影响血脉及精微物质的供应，进而对五脏产生影响，最终波及"五神"。人体水液代谢同样依赖肺的调节作用。若肺气虚弱，失去对水液代谢的治理调节功能，就会导致通调失职，水液停滞形成痰邪，而痰邪正是导致认知障碍的关键病理因素之一。拍打肺经能够使肺的生理功能恢复正常，为其余四脏正常发挥功能创造有利条件。

**3.补肾填精，醒脑开窍**：《灵枢·本神》明确提到"志伤则喜忘其前言"，中医理论认为"肾藏精、主志"，这是长期记忆形成的物质基础。唐容川在《内经精义》中记载："事物之所以不忘赖此记性……则在肾精。"《本草通玄·卷上》也指出："精不足则肾衰，不能上交于心，故善忘。"肾藏精，精能化生骨髓，脑为髓汇聚之处，有"脑为元神之府"的说法。拍打肾经可使肾精充足，髓海得到滋养，脑髓充盈，从而让人神志清晰。

**4.理气统血，益气安神**：张融碧依据"心藏神而主血，脾主思而统营"的理论，认为若机体摄养不当，过度劳伤导致心脾受损，心脾营血消耗，会引发气血失调、痰邪阻滞脑窍、升降功能失常，进而出现头晕耳鸣、性情改变等症状。拍打脾经能够恢复脾的正常生理功能，使脾气血充足，经气通畅，水谷精微得以顺利转化为气血，并输布至全身，滋养心血，向上通达于脑，维持神志清晰、思维敏捷。

**5. 生血行血，养心安神**：张景岳在《类经》中称："心为五脏六腑之大主，而总统魂魄，兼赅意志。"心神作为"五神"的统领及认知过程的起始环节，地位极为重要。《诸病源候论》记载："多忘者，心虚也……心神虚损而多。"心与脑关系紧密，手少阴经对应脏腑为心，心主血、主神明，脑为元神所在之处，且"血者，神气也"。心主血脉，所生之血向上供应脑，血液充足则脑髓充盈，神明得以滋养。拍打少阴心经可使气血调和，心神得到充分濡养。

## 四、适应证与禁忌证

**1. 适应证**：以记忆力减退、头晕耳鸣、性情改变、夜寐不安等为主要症状的阿尔茨海默病患者适宜操作。

**2. 禁忌证**

（1）有出血倾向，如血小板减少、白血病、过敏性紫癜等患者禁用。

（2）肢体功能障碍、病后极度虚弱者及不合作者不宜拍打。

## 五、注意事项

1. 经络拍打时间：饭后至少一小时后进行，每日 1～2 次。

2. 经络拍打视患者体力量力而行，也可实施被动拍打或分段间歇拍打，拍打过程中如感胸闷气急加剧、心慌心悸等不适时立即停止拍打。

3. 对拍打的疼痛不耐受者慎用，局部感觉刺痛等不适及时调整拍打力度。

4. 拍打后出现局部皮肤发红或轻度瘀块，一般会自行消退。

第七章 精神科病证

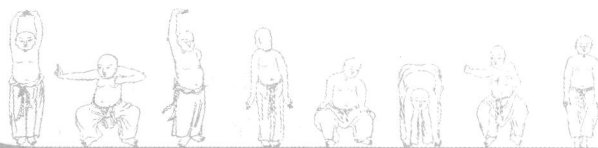

# 郁病畅气引体操

## 一、概述

　　畅气引体操融合了从古代流传下来的八段锦及近代正念训练的理念，并加以改良，是一种养生操。其动作简单易行，属于中小强度的有氧运动。它以正念训练为基础，通过对四肢及脊柱进行拉伸、外展等动作刺激经脉，从而达到祛病防病、强健身心的效果。

　　郁病主要因肝失疏泄，或脾虚不运、心失所养，致使脏腑气血阴阳失调、气机郁滞，主要表现为心情抑郁、情绪不宁、胸部胀闷等一系列病病证。脊柱及四肢有多条经脉循行，与大脑、脏腑紧密关联。刺激这些经脉，能够促进身体各脏腑组织中营卫气血的运行，使其正常发挥生理功能。

　　郁病畅气引体操在关注个人当下身心体验的同时，对足厥阴肝经、手少阴心经、手太阴肺经、足太阴脾经等经络予以刺激，可通畅气机、疏肝解郁，帮助调整心态，增强自我控制能力。凭借其特有的"调身""调息""调心"作用，促使郁病患者的心境朝着积极方向发展。同时，通过影响患者的行为模式，逐步改变其行为习惯，培养患者的社会兴趣，进而提高患者的社会生活能力与社会交往能力，推动患者社会功能的恢复。该体操适用于抑郁症、焦虑症、慢性疲劳综合征等以情绪不安、兴趣丧失、心情抑郁为主要表现的情志疾病患者。

## 二、具体操作

扫码看视频

### （一）评估

**1. 环境准备**：环境安静，温度 18 ～ 22℃，湿度 50% ～ 60% 为宜。

**2. 患者自身准备**：取站立位，衣着宽松、舒适。

**3. 患者评估**

（1）局部评估：有骨折、脱臼者不宜跳畅气引体操。

（2）全身评估：患者无意识障碍，配合程度好。

### （二）用物准备

患者穿宽松、大小合适的衣服，穿防滑鞋。

### （三）操作步骤

**第一式　正念呼吸**（图 7-1-1）

❶ 自然站立，双臂自然下垂，全身放松，轻轻地闭上眼睛，注意力放在呼吸上；感受空气从鼻子进入，在胸口和腹部扩张，在慢慢呼出。

❷ 每当吸气和呼气时，开始数数，当数到 10 时，重新从头数，如果注意力偏离呼吸，从 1 开始重新数。

❸ 以上动作做 8 个循环。

**第二式　双手向上托**（图 7-1-2）

❶ 双脚平行打开，与肩同宽，注意力放在双手及呼吸上，吸气，十指交叉，双手高举过头，翻转掌心向上托，双目随着双手动作向上看；双手托举动作时需屏气 2 秒；缓慢呼气，同时两手缓慢放下，目视前方。

❷ 以上动作做 8 个循环。

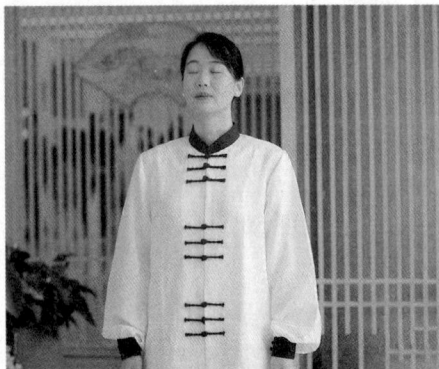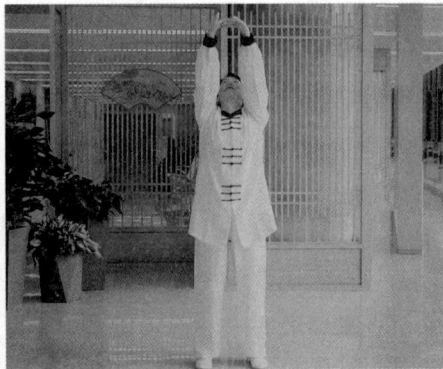

◎ 图 7-1-1 　　　　　　　　　◎ 图 7-1-2

**第三式　双臂外推（图 7-1-3）**

❶ 双脚平行打开，与肩同宽，十指交扣，呼气，含胸，掌心朝外推出去，注意力放在双手上，双目跟随双手动作向前看；吸气，掌心向胸部回收，双臂自然下垂，恢复自然站立，目视前方。

❷ 以上动作做 8 个循环。

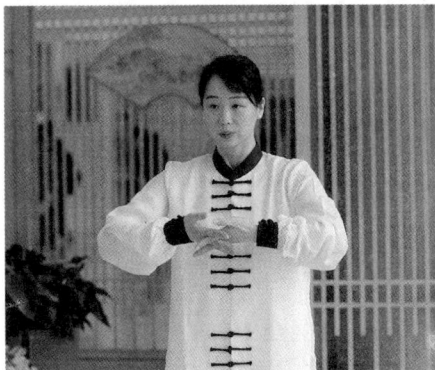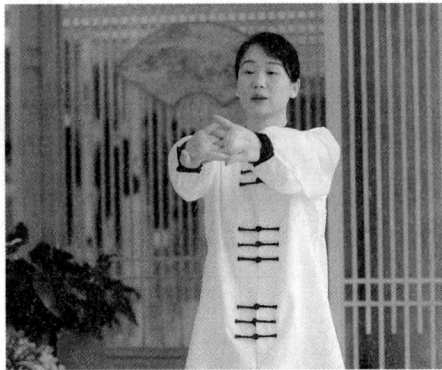

◎ 图 7-1-3

**第四式　双臂交替向后甩（图 7-1-4）**

❶ 双脚平行打开，与肩同宽，双手并拢向前，面向前，保持中立；左手、左脚向左后方甩，注意力在左手、左脚上，头随脚向左后方转，双眼

看向左手，双手在一直线上，左脚抬高，保持平衡，停顿 2 秒，左手、左脚缓慢回收，身体转正，目视前方；对侧同法。

❷ 以上动作做 8 个循环。

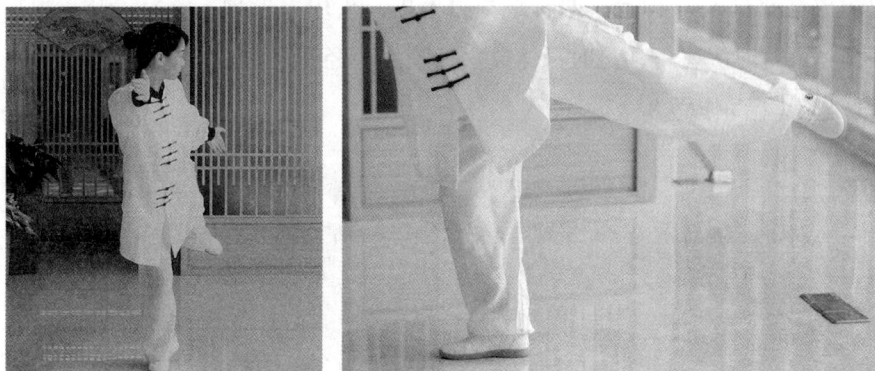

◎ 图 7-1-4

**第五式　双臂交替向上举**（图 7-1-5）

❶ 双脚自然站立，左手自身前竖掌向上高举，继而翻掌上撑，指尖向右，右手掌心向下按，指尖朝前，注意力在双手上，双眼看向左手，双手回收，恢复自然站立，目视前方；对侧同法。

❷ 以上动作做 8 个循环。

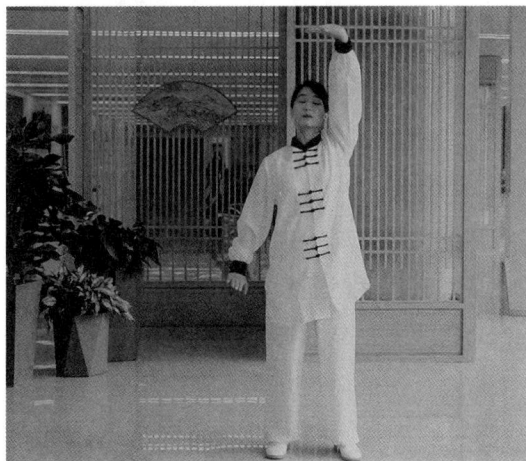

◎ 图 7-1-5

### 第六式  颠双足（图7-1-6）

❶ 自然站立，两腿并拢，两手臂自然下垂，手指并拢，目视前方，注意力放在头部及双脚上；两脚跟尽力上提，头用力上顶，略有停顿，保持平衡；下落时沉肩，颠足时身体放松，咬牙，轻震地面。

❷ 以上动作做8个循环。

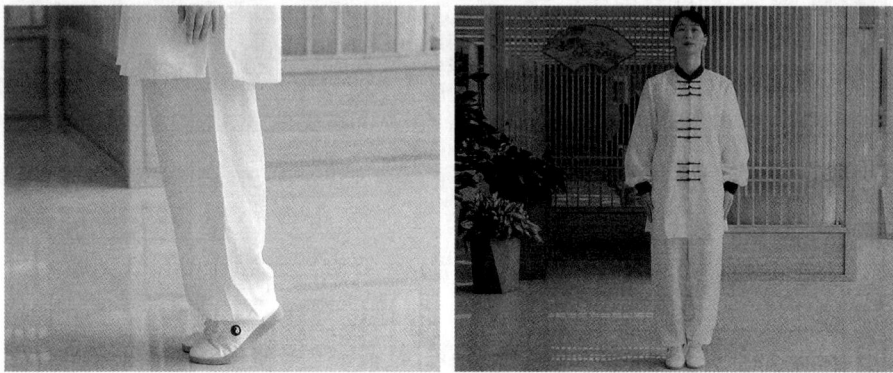

◎ 图7-1-6

## （四）动作要领

**1. 形神兼顾**：将正念纳入畅气引体操中，使肢体动作、意念、呼吸等达到和谐、一致、身心合一的状态。

**2. 力度**：以柔和、缓慢、圆活、连贯、循序渐进为原则。

柔和：动作不僵不拘，轻松自然，舒展大方。

缓慢：身体重心平稳，虚实分明，轻飘徐缓。

圆活：动作路线有弧形，不直来直往。

连贯：动作的虚实变化和姿势的转换衔接，无停顿断续。

循序渐进：需经过长时间练习。

**3. 做操频次与时间**：畅气引体操一般在饭后半小时后进行，每日 1 ～ 2 次。

## 三、功效分析

### 1. 导气引体，调畅气血

郁病患者往往呈现情绪低落、意志活动减退、焦虑、紧张等症状。郁病的发病与肝紧密相关，还涉及心、脾等脏腑。畅气引体操属于全身性运动，以柔和、缓慢的动作，助力人体充分放松，顺遂自然状态，促使人体自身调节功能得以更好发挥。其原理在于"导气引体"，借由外在肢体躯干的屈伸俯仰，以及内部气机的升降开合，调畅人体气血，让全身筋脉得到充分牵拉舒展，经络畅通无阻，最终达成"骨正筋柔，气血以流"的效果。

### 2. 疏肝理气，健脾养心

郁病患者常见睡眠质量不佳、应对压力性事件的能力降低、做事力不从心、精力衰退、学习或工作效率下滑，以及胃口欠佳等状况。在练习畅气引体操时，动作会刺激肝经、胆经等经络及其相关穴位，发挥疏肝理气之效。同时，诸如一手向上举、一手向下按的动作，能够促进脾升胃降，调和脾胃两经阴阳，增强人体正气。此外，畅气引体操对心经、肺经的刺激，还能起到开阔心胸、养心安神的作用。

### 3. 缓解瘀堵，调节情绪

畅气引体操的核心部位聚焦于脊柱，主要通过腰脊活动带动四肢。脊柱堪称人体运动的枢纽，不仅承担支撑身体的重任，还肩负保护内脏的功能；加之脊柱两侧分布着支配肢体、脏腑的全部神经根。在练习过程中，通过对脊柱的拉伸、旋转动作，能够刺激并疏通任、督二脉，有效缓解三焦瘀堵，进而对抑郁情绪起到调节作用。

## 四、适应证与禁忌证

**1. 适应证**：以情绪低落、意志活动减少、兴趣丧失等为主要症状的郁病患者，且合并睡眠紊乱、食欲下降、焦虑等症状者适宜操作。

**2. 禁忌证**

（1）有自杀自伤、冲动、外跑等情况者，不宜做操。

（2）肺功能Ⅳ级患者，病重、病后极度虚弱者及不合作者不宜进行。

## 五、注意事项

1. 做操时应量力而行，也可分段进行，做操过程中如感胸闷气急加剧、心慌心悸等不适时立即停止。

2. 衣物宽松，鞋子防滑，场地宽敞、通风。

# 郁病情绪熨耳操

## 一、概述

熨耳操由古代按摩疗法与耳穴疗法融合演变而来，它以中医经络腧穴理论为根基，结合现代医学理论，通过按摩耳朵，刺激耳部周围穴位，促进耳部及头颈部血液循环，是一种保健养生操。《灵枢·口问》提到："耳者，宗脉之所聚也。"人体耳朵上分布着丰富的血管、淋巴与神经，拥有200多个穴位。经常按摩揉搓耳朵，能够促进耳部血液循环，起到疏通经络、调理脏腑、防病治病、增强体质、延年益寿的功效。

中医认为，郁病的主要病机为肝气郁结，脾失健运，心失所养，脏腑失调，阴阳失衡。郁病情绪熨耳操通过按摩耳朵、刺激耳部穴位，可发挥疏通经络、调理脏腑、调节人体阴阳的作用。尤其重点刺激神经衰弱点、身心穴、快活穴、枕穴、皮质下、心穴、肝穴、神门穴等对改善郁病患者情绪有帮助的穴位，能够起到稳定情绪、宁心安神、疏肝解郁、健脾之功效，缓解抑郁情绪。

该操适用于郁病患者，同样适用于神经衰弱、癔症、焦虑症、更年期综合征、反应性精神病等出现情绪低落并伴有失眠症状的患者。

## 二、具体操作

### （一）评估

**1. 环境准备**：环境安静，温度 18 ～ 22℃，湿度 50% ～ 60%。

**2. 患者自身准备**：取舒适体位，衣着宽松、舒适。

**3. 患者评估**

（1）局部评估：耳部皮肤破溃患者及行耳部手术两周内的患者不宜操作。

（2）全身评估：患者意识清，配合度好。

### （二）用物准备

清洗双手并揉搓双手至微微发热为宜。

### （三）操作步骤

**预备式**

取坐位或站立位（也可取卧位），患者调神志，调息（自然呼吸），调身（全身心放松，处于舒适状态）。

**第一式　按摩耳廓**

双手握空拳，拇、食指沿耳廓从上往下按捏，整个耳廓按捏为 1 个 8 拍节奏，按捏 4 个 8 拍。

**第二式　上提耳尖**

用双手拇指和食指捏住耳尖往上提拉 4 个 8 拍，每次提拉 2 秒，持续约 1 分钟。

### 第三式 揉拉耳垂

将双手拇指置于耳垂后面以做固定，然后用食指揉捏耳垂并下拉 4 个 8 拍，每次揉搓 3 下，向下提拉 2 秒，持续约 3 分钟。

### 第四式 揉搓耳根

用双手食指、中指夹住耳根，以掌指上下揉搓 4 个 8 拍，一上一下为一次，每次 2 秒，持续约 1 分钟。

### 第五式 按摩鼓膜

用食指和中指按压耳屏，使其掩盖外耳道口，持续 1～2 秒后再放开，一按一放为一次。双侧各按放 4 个 8 拍节奏，持续约 2 分钟。

### 第六式 刺激局部耳部穴位

用食指分别按揉三角窝、耳甲艇、耳甲腔 2 个 8 拍，再用大拇指和食指分别捏住整个耳垂，重点揉捏枕穴、神经衰弱点、快活穴、身心穴、皮质下、心穴、肝穴、神门穴 8 穴，每次每穴揉捏 2 个 8 拍。

### 收势

如预备式动作要领。

## （四）动作要领

1. **熨耳手法及力度**：以持久、均匀、个人能承受的疼痛的力度为宜，从而达到力量渗透。

> 持久：持续一定时间，每次按摩 20～30 分钟为宜。
> 均匀：按摩要有节奏规律，不宜过快和过慢，力度以自己能承受的疼痛为宜，切记不能操之过急。

**2. 熨耳节律及时间**：每一式按摩时间在 2～4 个 8 拍，中间略停调匀呼吸，以耳朵微微发红发热为宜。熨耳宜在饭后至少半小时后进行，每日早、中、晚各一次为佳。

## 三、功效分析

**1. 疏通经络，调理脏腑**：郁病是因情志不舒、气机郁滞，致使心失所养、脾失健运、脏腑功能失调等，进而引发以心情抑郁为主症，并伴有失眠等一系列临床表现的疾病。在现代医学范畴中，抑郁状态、焦虑状态、抑郁伴焦虑状态及焦虑伴抑郁状态等，通常伴有睡眠、食欲和注意力障碍等表现。研究证实，经常按摩揉搓耳朵能够促进耳部血液循环。其中，按摩耳廓、上提耳尖、揉拉耳垂等方法，具有镇惊、助眠、宁心安神的功效；揉搓耳根、按摩鼓膜，则可达到疏通经络、调理脏腑、调整阴阳、增强体质的目的。

**2. 稳定情绪，解郁安神**

神经衰弱点：刺激神经衰弱点能帮助郁病患者更快入睡，有效治疗多梦症状，使睡眠更加深沉，延长睡眠时间，显著提高睡眠质量。

身心穴：又被称作焦虑穴，其位置相当于大脑皮质层的边缘系统，可用于判断人体情绪状态。刺激此穴位，能够使郁病患者情绪趋于稳定。

快活穴：身心穴的背面即为快活穴。一般而言，身心穴多用于诊断，快活穴则主要用于治疗。当郁病患者处于严重忧郁、焦虑不安、精神紧张状态时，将耳廓前后对贴耳豆，可提升治疗效果。

神门穴：具有镇惊、宁心安神的作用。神门穴与枕穴犹如姐妹穴，同时选取这两个穴位，能起到协同效果。

肝、心穴：可疏肝解郁、开窍醒神，还能宁心安神。

皮质下：能够调整大脑皮层的兴奋与抑制功能，平复郁病患者的情绪。

刺激人体耳朵上的这些相应穴位，对内脏、躯体和内分泌系统等均有调节作用，不仅可以改善郁病患者的负面情绪，稳定其情绪状态，同时还能促进患者睡眠。

## 四、适应证与禁忌证

**1. 适应证**：适用于郁病稳定期患者。

**2. 禁忌证**

（1）存在严重自伤、自杀行为，情绪、生命体征不稳定，意识障碍或不合作者不宜操作。

（2）有出血倾向，如血小板减少、白血病、过敏性紫癜等患者慎用。

## 五、注意事项

1. 锻炼时间：饭后至少半小时后进行，最佳按摩时间是每天早、中、晚各做一次，每次大约 20～30 分钟。

2. 做操时要做到全身放松，静气凝神，要求一气呵成，连贯按摩。

3. 做熨耳操时出现头晕、体力不支等情况要及时终止操作，进行休息。

4. 熨耳后耳部皮肤会出现发红、发热、疼痛等表现，均属于正常的表现，会自行消失。

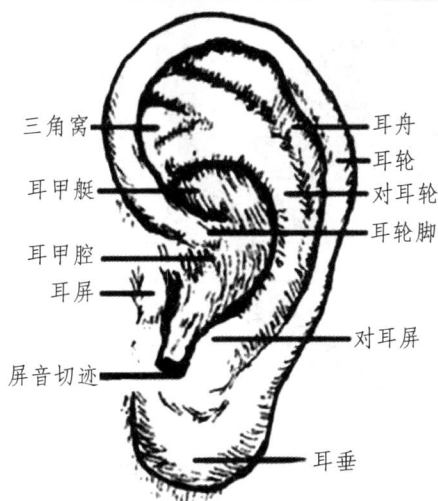

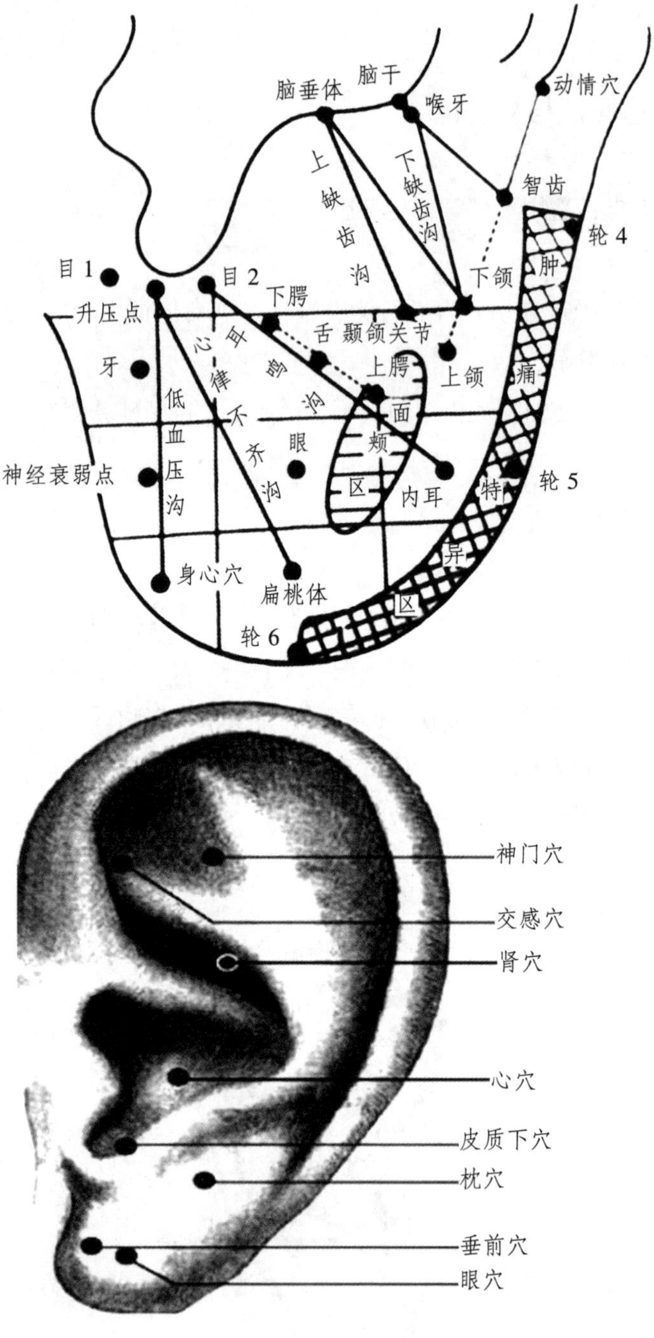

◎ 图 7-2-1　郁病情绪熨耳操相关部位及穴位示意图

# 癫病提神醒脑康复操

## 一、概述

　　提神醒脑康复操是一种简单易行的身体锻炼方式，通过闭口调息、五指梳头、揉面熨耳等一系列动作，实现提神醒脑的效果。中医理论认为，头为"诸阳之会"，汇聚了手足阳经及任督二脉等众多经络。刺激头部相关穴位和经脉，能够促使头面部气血充盈，起到引气养血、通关开窍、安神醒脑、升阳固脱的作用，可谓牵一发而动全身。

　　癫病，在现代医学中对应精神分裂症，中医范畴里它多因情志内伤，致使脏腑功能失调，进而痰气郁结，蒙蔽清窍，引发神机逆乱，主要病位在脑。此操通过对头面部重要穴位和经络的刺激，有效改善人体气血循环，从而达到提神醒脑的目的。长期坚持练习这套保健操，不仅有助于提升精神状态，对身体健康也大有裨益，能够预防多种健康问题。该操适用于存在疲惫乏力、神思恍惚等症状的精神分裂症患者进行日常保健。

## 二、具体操作

### （一）评估

**1. 环境准备**：环境安静，温度 18 ～ 22℃，湿度 50% ～ 60% 为宜。

**2. 患者自身准备**：取舒适体位，衣着宽松、舒适，情绪稳定。

**3. 患者评估**

（1）局部评估：年老体弱、卧床、处于精神症状发作期、不愿配合及操作部位皮肤破损的患者不宜进行。

（2）全身评估：精神症状缓解，配合程度好，自知力存在。

## （二）用物准备

按摩精油，修剪指甲。

## （三）操作步骤

### 预备式

患者取卧位或坐位，全身心放松，处于舒适状态。

### 第一式　闭口调息

两腿盘膝而坐，双目轻闭，舌顶上腭，全身放松，排除杂念，以鼻呼出气，同时腹部凸起，吸气时腹部凹陷，如此周而复始，整个过程要做到循序渐进，不能急于求成。

### 第二式　五指梳头

两腿垂放于床边，双手平举在胸前，五指张开微微弯曲，先从发际线中点梳向后发际线 20～30 次，然后从太阳穴梳向后发际线约 20～30 次，最后从耳后梳向后发际线，约 20～30 次。力度适中，以头皮有热感为宜。年老患者次数可酌减，量力而行。

### 第三式　揉面

取站立或坐位，两眼微闭，将两手掌相互搓热后，覆于两腮及下颌部，五指并拢，手小指贴于鼻侧，掌指上推，经眉间印堂，上推至额部发际，然后向两侧擦至两鬓（掌指部经眉头、眉腰、眉尾），再向下搓擦，经面颊

（十指沿耳根进行）至腮部、下颌。如此反复，搓擦至面部有热感为止。

### 第四式　熨耳

取站立或坐位，将两手掌相互搓热后，覆于耳上，以掌心前后摩擦耳廓正反面 10 次，然后用拇指和食指上下摩擦耳轮部 10 次，双耳微热后，用两手食指与拇指向上提拉耳尖顶部 10 次，再用拇指、食指夹捏耳垂部向下再、向外揪拉，并摩擦耳垂 10 次，最后用拇指、食指指腹摩擦耳背沟 10 次。

### （四）动作要领

**1. 手法及力度**：以有力、均匀、柔和为原则，从而达到力量渗透。

有力：手法有一定力度，但不可用力太猛，以局部皮肤微红发热为宜。

均匀：手法有节奏，速度不时快时慢，压力不时轻时重。

柔和：手法轻而不浮，重而不滞，柔中有刚。

**2. 按揉力度与时间**：操作力量不需要太大，视患者体力量力而行，也可实施被动按揉或分段间歇按揉，以皮肤微微发红发热为宜。在饭后或晨起进行，每日 1～2 次。

## 三、功效分析

**1. 调整气机，畅通气血**

闭口调息：呼吸与内气紧密相连，通过呼吸来涵养内气。中医理论有云，一吸之际脉行三寸，一呼之时脉行三寸，一呼一吸完成一次完整的呼吸，此时脉行六寸。可见，呼吸对体内气的运行起着推动作用，进而带动血脉运行。一次完整的呼吸称作一息，蕴含着内气周流往来的意义。坚持经常闭口调整呼吸，能够放松身心，排除杂念，提升专注力，使氧气均匀分布至全身。长期坚持，可促进气血畅通，助力五脏六腑协调运转。

**2. 疏通经络，升举阳气**

五指梳头：头部堪称"诸阳之首"，正所谓"诸阳所会，百脉相通"。日常梳理头发，能够疏通经络、活血化瘀，起到健脑提神、消除疲劳的功效。常梳发还能加快头发根部的血液循环，让细胞充分获取营养。现代研究发现，头部是五官和中枢神经所在之处，经常梳头可增强对头面的摩擦，疏通血脉，有效改善头部血液循环状况。

**3. 气血畅行，提神醒脑**

揉面：中医认为"心之华在面"，面部的状态能够反映人体的健康状况。面部密集分布着大量穴位，它既是足三阳经的起始点，也是手三阳经的终止点。揉面这一动作，实则是对这些经脉和穴位进行按摩，促使气血畅通无阻，维持良好的循环状态，从而达到提神醒脑的效果。

**4. 疏经通络，清脑明目**

熨耳：耳朵是全身经络汇聚之所，诚如"耳为宗脉之所聚""五脏六腑、十二经脉有络于耳者"所述，人体各个部位都借助经络与耳廓建立了紧密联系。对耳郭进行按摩，能够打通全身经络，激活机体脏腑功能，尤其是对肾脏作用显著。因为"肾开窍于耳"，经常搓揉耳朵，就是对肾脏的一种有效调理与养护，有助于清脑明目。

# 四、适应证与禁忌证

**1. 适应证**：精神分裂症患者，以神思恍惚、魂梦颠倒、易悸易惊、思维贫乏、意志减退、肢体困乏等为主要症状者适宜操作。

**2. 禁忌证**

（1）患者有出血倾向，如血小板减少、白血病、过敏性紫癜等患者禁用。

（2）年老体弱、卧床不起、精神分裂症发作期不能配合者禁用。

（3）操作部位皮肤破损者禁用。

## 五、注意事项

1. 操作时间：晨起为宜，取舒适体位。

2. 操作手法及力度：以有力、均匀、柔和为原则，按摩时，手法有一定力度，但不可用力太猛，以局部皮肤微红、发热为宜，避免弄破皮肤，时间次数以自己能接受为宜。

3. 操作后出现局部皮肤发红，一般会自行消退。

# 癫病扶阳康复操

## 一、概述

扶阳康复操，又名扶阳操，其原型为"扶阳五式操"。这套操与少林真传金刚桩内功有异曲同工之妙，外形相似但内在神韵不同，它以强身健体、扶阳固本为宗旨，具有益精、补气、提神的功效。

扶阳康复操依据扶阳学说中温阳固本的原理精心设计，通过伸展肢体，对全身十二经络与奇经八脉的气息进行调理，秉持"动静结合"的理念，以实现温经通络、培元补气的作用。

癫病，即现代医学中的精神分裂症，其阴性症状包括情感迟钝、言语贫乏、快感缺失及社会功能退缩等，这些表现呈现出"安静、向下、内敛"的特征，属于中医"阴证"范畴。根据中医"阴病阳治"的治疗原则，通过扶助人体阳气，使阳气充足，能够滋养内脏气息，锻炼并增长劲力，打通瘀阻的经脉，进而使周身气血通畅，有效改善癫病患者的阴性症状，助力患者更好地回归社会。

此外，这套操同样适用于阳气不足、体格虚弱的人群，帮助他们增强体质，提升健康水平。

## 二、具体操作

### （一）评估

**1. 环境准备**：环境安静，安全，温度 18 ～ 22℃，湿度 50% ～ 60% 为宜。

**2. 患者自身准备**：衣着宽松，舒适，穿防滑的、大小合适的鞋子。

**3. 患者评估**

（1）局部评估：关节活动好，活动无障碍。

（2）全身评估：患者精神症状缓解，配合程度好，自知力存在。

### （二）用物准备

经络拍打板或徒手手掌（以下以手掌为例）。

### （三）操作步骤

#### 第一式　热身预备式

❶ 正念呼吸：闭上眼睛，进行一个简单的腹式呼吸放松练习（不超过 1 分钟），然后调整呼吸，集中注意力。

❷ 舌抵上腭，两脚平开，与肩同宽，右手呈空心掌，拍打左臂，从肩至掌心，从肩至掌背，重复 6 次。对侧同法。

❸ 双手空心掌从腹部起拍，经大腿内侧往下拍至脚踝内侧，再从腹部起拍，经大腿外侧拍至脚踝外侧。重复 6 次。

❹ 双手换成空心拳，敲打带脉，从腹部到腰部，再从腰部到腹部。重复 6 次。

## 第二式　守意温关元

❶ 自然站立，两脚平开，与肩同宽，腰放松。

❷ 双手快速对搓至掌心发热，随即将两手掌心重叠放于腹部关元穴，眼光微垂，面带微笑，舌抵上腭，腹式呼吸，凝神静气。重复6次。

## 第三式　掌托红日理三焦

❶ 自然站立，两足平开与肩同宽。

❷ 吸气两手上托，经胸前翻上托，掌心朝上，抬头看手，头向上顶，略有停顿，闭气，下落上托，呼气两掌分开，自体侧缓缓下落于胸前。重复6次。

## 第四式　雄鹰展翅开胸气

❶ 自然站立，左腿向前跨步，成弓步，双手握拳，双臂展开向右合掌，略有停顿，收回。

❷ 右腿向前跨步，成弓步，双手握拳，双臂展开向左合掌，略有停顿，收回。

❸ 重复6次。

## 第五式　展臂后瞧练颈腰

❶ 两足平开，与肩同宽，吸气双膝稍屈，两掌呈按臂姿势，手臂外旋，掌心向前，五指张开，指尖用力向下延伸，同时头部左转，目视右后方，闭气稍作停顿，呼气头慢慢转正，双手收回。

❷ 对侧同法。重复6次。

## 第六式　摇柱去心火

❶ 双足横开，两掌按在腰上，双肘外撑，吸气，身向右前探，以腰为轴，将躯干画弧摇转至左前方，闭气稍停顿，呼气，头部从左侧转圈至正

前方。

❷ 吸气身向左前探，以腰为轴，将躯干画弧摇转至右前方，闭气稍停顿，呼气，头部从右侧转圈至正前方。收腿呈开步站立。

❸ 重复 6 次。

### 第七式　提踵颠足调阴阳

❶ 两腿直立，身体放松，两手自然下垂，吸气提踵，闭气稍作停顿，呼气颠足。

❷ 重复 6 次。

### 第八式　恬淡虚无养心性

取舒适坐姿，双腿自然分开，双手掌心朝上自然放于双腿之上，轻闭双眼，放松保持心境平和与宁静。

### （四）动作要领

1. 整套动作强调的是身体和意念的配合，不过分拘泥于姿势、动作，强调身心的舒适。拍打手法以有力、均匀、柔和为原则，从而达到力量渗透。

> 有力：拍打有一定力度。
>
> 均匀：拍打有节奏，速度均匀。
>
> 柔和：手法轻而不浮，重而不滞，柔中有刚。

2. 身体放松，衣着宽松，最好有专门的练功服。

3. 心情放松，想象自己置身在大自然中，摒除杂念，将注意力放在呼吸上，才能达到最好的效果。

## 三、功效分析

**1.扶助阳气，缓解焦虑**：精神分裂症患者常呈现言语贫乏、动作迟缓、社交退缩、意志缺乏等症状，同时也频繁伴有情感淡漠、恐惧、焦虑等情绪问题。通过在白天练习扶阳养生操，能够有效滋养阳气，促进人体阴阳平衡。从根源上解决阳气不足无法制约阴气的状况，进而显著缓解患者恐惧、焦虑等不良情绪。

**2.放松心情，提升专注力**：扶阳养生操基于正念呼吸展开，练习者通过专注于呼吸，将注意力聚焦于当下。随着练习深入，专注度不断增强，逐步改善注意力不集中的问题，在放松身心的过程中，自然而然地进入全神贯注做操的状态。练习时以意念引导动作，能够起到舒筋通络、调理脏腑、补充阳气的作用，最终达成身、心协调统一的效果，使人体气机达到圆满和谐的状态。

## 四、适应证与禁忌证

**1.适应证**：精神分裂症阴性症状患者，以情感迟钝、言语贫乏、快感缺失及社会功能退缩为主要症状者适宜操作。

**2.禁忌证**

（1）有骨质疏松或有跌倒风险的患者禁用。

（2）年老体弱、卧床不起及精神分裂症发作期不能配合者禁用。

## 五、注意事项

1.本操一般在饭后半小时后进行，操作前后可适当饮温开水，补充水分，每日可进行1～2次。

2.患者在跳操时应量力而行，也可分段进行，如感胸闷气急加剧、心慌心悸等不适时立即停止跳操。

3.患者自身要衣着宽松，穿防滑的运动鞋。场地要宽敞、通风。

# 参考文献

[1] Kwakman J J M, Elshot Y S, Punt C J A, et al. Management of cytotoxic chemotherapy–induced hand–foot syndrome[J]. Oncology Reviews，2020，14（1）：442.

[2] Brideau L, Mei–Lyn N. 传统保健体育对疾病干预作用研究进展 [J]. 上海中医药大学学报，2014，28（2）：79–82.

[3] 朱文静，张强，盛东亚，等 . 排石防石操预防泌尿系结石术后复发临床研究 [J]. 现代中医药，2022，42（1）：91–94.

[4] 朱海惠，姚芳，陈娇 . 运动想象训练结合经络拍打在偏瘫病人中的应用 [J]. 循证护理，2022，8（2）：239–242.

[5] 张兆征 . 朱秉宜治疗顽固性便秘临床经验 [J]. 江苏中医药，2019，51（12）：27–28.

[6] 张翼鷟，兰映霞，王怡 . 肿瘤相关性贫血的诊治进展 [J]. 临床血液学杂志，2022，35（11）：763–766.

[7] 张宜廷，程红亮，汪庆庆，等 . 程红亮芒针透刺治疗中风后吞咽功能障碍临床经验 [J]. 中医药临床杂志，2023，35（11）：2127–2130.

[8] 周晓瑜，黄丽华，杨苏，等 . 慢性阻塞性肺疾病患者居家运动康复的最佳证据总结 [J]. 中华物理医学与康复杂志，2022，44（7）：640–644.

[9] 张禄晗，谭丽，陈吟诗，等 . 基于数据挖掘探讨灸法治疗周围性面瘫选穴规律 [J]. 针灸临床杂志，2020，36（4）：62–66.

[10] 张玲玲，黄彩霞 . 八段锦康复训练对老年脑卒中偏瘫患者肢体运动功能、日常生活和生活质量的影响 [J]. 中国老年学杂志，2021，41（21）：

4620-4622.

[11] 张莉萍，钱援芳，方明华，等．规范性健康教育对类风湿关节炎患者生活质量的影响 [J]. 中国现代医生，2018，56（21）：157-160.

[12] 詹海侠，胡东，张文婷，等．集束化护理模式对乳腺癌改良根治术后患者肩关节功能恢复及生命质量的影响 [J]. 中国医药导报，2020，17（14）：178-181.

[13] 俞金鑫，刘春辉．温肾护元化瘀法联合护肾操治疗阳虚血瘀型糖尿病肾病的临床疗效观察 [J]. 中医临床研究，2021，13（31）：110-113.

[14] 叶亚云，金掌，鄢连和，等．畲医法小儿生长发育贴治疗土虚木亢体质儿童特发性矮身材临床疗效 [J]. 中国现代医生，2019，57（13）：71-74.

[15] 周亚，周栋梁，李慧，等．推拿疗法配合任务导向性训练对脑卒中偏瘫患者下肢运动功能的影响 [J]. 中华物理医学与康复杂志，2018，40（12）：903-905.

[16] 杨群柳，全建峰．中医外治法治疗恶性肿瘤及其相关病证的研究进展 [J]. 江苏中医药，2022，54（2）：77-81.

[17] 杨剑，梁艳，邱卓英，等．身心锻炼干预抑郁症有效性的 Meta 分析 [J]. 中国康复理论与实践，2019，25（11）：1260-1271.

[18] 许梦雅，朱庆华，贾艳露，等．基于交互抑制理论的肢体康复锻炼操对脑卒中偏瘫患者运动和平衡功能的影响 [J]. 中国实用神经疾病杂志，2022，25（2）：192-196.

[19] 许美琴，周志萍，饶琴芳．耳穴压豆联合降压保健操对高血压病患者血压水平及睡眠质量的影响 [J]. 光明中医，2023，38（2）：364-366.

[20] 许超，彭宗生，魏芳，等．丹参川芎嗪注射液对股骨骨折保守治疗患者凝血功能及 D- 二聚体的影响 [J]. 临床军医杂志，2015，43（10）：1089-1090.

[21] 肖文，绳宇，朱宏伟，等．抗阻训练对类风湿关节炎患者手关节功能康复的效果评价 [J]. 中国实用护理杂志，2018，34（3）：176-181.

[22] 向秋平，李文龙，宋亚佩，等.12周养生功法的3种调理方式干预中老年人血流变的效应研究[J].湖北体育科技，2021，40（9）：803-807.

[23] 吴宇航，罗强强，宋默涵，等.八段锦联合多元呼吸康复训练对老年慢性阻塞性肺疾病患者肺功能及生活质量的影响[J].湖北民族大学学报（医学版），2021，38（3）：97-99.

[24] 谷珊珊，许云.基于虚劳理论探析癌因性疲乏中医辨治思路[J].国际中医中药杂志，2021，43（11）：1154-1157.

[25] 赵赛，孟繁洁，靳英辉，等.国内近10年有关穴位按摩临床研究的内容分析[J].中国实用护理杂志，2014，30（6）：53-56.

[26] 兰晓雪，王悦，张英，等.医疗机构小儿推拿技术规范[J].国际中医中药杂志，2022，44（12）：1327-1346.

[27] 魏巍，董其海，陈沁园，等.多发性骨髓瘤骨病的中西医研究进展[J].湖南中医杂志，2020，36（3）：161-164.

[28] 韦自强.芪术扶正饮治疗脾胃气虚型癌因性疲乏的临床疗效观察[D].安徽中医药大学，2024.

[29] 王燕.运动疗法在糖尿病周围神经病变治疗中的研究进展[J].中国老年学杂志，2018，38（17）：4350-4351.

[30] 王婷婷，胡影，陈兴娟，等.从脾调神论治健忘探析[J].北京中医药，2021，40（5）：505-507.

[31] 中国中西医结合学会，中华中医药学会，中华医学会.儿童青少年近视中西医结合诊疗指南[J].中华眼科杂志，2024，60（1）：13-34.

[32] 王全君，王青，俞蕾.经络排石操对泌尿系结石患者体外冲击波碎石干预后的效果观察[J].浙江中医杂志，2023，58（2）：108-109.

[33] 汪小冬，徐莺，卢根娣.活血温肾操在慢性肾功能衰竭患者血瘀质中的应用及效果观察[J].护士进修杂志，2019，34（8）：738-740.

[34] 孙颖，周华斐，叶建敏，等.儿童生长贴对特发性矮小儿童IGF-1和IGFBP-3水平影响[J].中国现代医生，2018，56（18）：46-48，52.

[35] 孙德舜，王锋，张世华.张景岳辨治附骨疽经验探析[J].中医正

骨，2014，26（6）：70-72.

[36] 盛芝仁.康复护理专科实践 [M].北京：人民卫生出版社，2019：53-54.

[37] 石文文.经络操干预鼻咽癌患者癌因性疲乏与皮质醇、TNF-α 等因素的相关性研究 [D].广西医科大学，2023.

[38] 佘雅琳，曾婧纯，韦永政，等.林国华分期论治卒中后吞咽功能障碍经验撷要 [J].中国针灸，2022，42（1）：79-82.

[39] 任秀亚，谢薇，冷羽，等.循经拍打操联合耳穴埋豆对围绝经期失眠的影响研究 [J].现代中西医结合杂志，2021，30（5）：543-546，550.

[40] 秦标，王宁，杨丽艳，等.自创颈椎操在颈型颈椎病康复中的应用 [J].实用医学杂志，2017，33（11）：1835-1837.

[41] 乔林静.安胎理气和胃膏联合穴位贴敷用于肝胃不和型妊娠恶阻现状分析 [J].黑龙江中医药，2019，48（2）：221-222.

[42] 齐瑶.呼吸操结合全身运动训练在老年慢性支气管炎患者中的应用效果分析 [J].中国实用医药，2022，17（4）：203-205.

[43] 欧阳七五，严镜深.康复结合颈椎操联合颈复康颗粒治疗颈椎病随机平行对照研究 [J].实用中医内科杂志，2018，32（12）：52-54.

[44] 孟永久，王敏龙，沈钦荣.灵仙痛消散热熨结合颈椎操治疗颈型颈椎病临床观察 [J].浙江中医杂志，2019，54（11）：812-813.

[45] 孟迪，唐小春，万娟，等.从足阳明胃经论治功能性胃肠病的理论探究 [J].云南中医中药杂志，2021，42（1）：99-101.

[46] 何权瀛，冯淬灵.慢性阻塞性肺疾病中西医结合管理专家共识 [J].中国全科医学，2023，26（35）：4359-4371.

[47] 马坤，刘金美，付翠元，等.运动对抑郁症的干预作用及机制研究进展 [J].中国体育科技，2020，56（11）：13-24.

[48] 罗晓芳.健康教育配合呼吸功能锻炼对尘肺患者肺功能以及生活质量的影响 [J].实用临床医药杂志，2019，23（1）：93-95，99.

[49] 栾国瑞，陈朝晖，时威，等.简易颈椎操对颈椎活动度和疼痛改善

作用的效果观察 [J]. 中医药临床杂志, 2014, 26（5）: 488-490.

[50] 吕行, 刘文娜, 朱爽, 等. 基于中医"五神"理论辨治健忘 [J]. 江苏中医药, 2022, 54（6）: 9-12.

[51] 刘亚玲. 穴位按摩联合排气操应用于肠镜检查后腹胀患者中的效果 [J]. 中外医学研究, 2022, 20（11）: 88-91.

[52] 刘雪珍, 徐东娥, 裘丽珍. 头部穴位按摩联合耳穴操干预老年轻度认知障碍 40 例 [J]. 浙江中医杂志, 2022, 57（6）: 418-419.

[53] 黄丽春. 耳穴治疗学 [M]. 北京: 科学技术文献出版社, 2015: 6.

[54] 刘露, 钱小军, 朱俞俊. 论哮、喘之异 [J]. 中国现代医生, 2021, 59（5）: 137-140.

[55] 刘凯玲, 陈思婷, 郭建汝. 早期逐级半卧位加排气操干预对妇科腹腔镜手术后胃肠功能恢复的影响 [J]. 中国现代药物应用, 2019, 13（5）: 217-218.

[56] 刘会, 陈雪萍, 王花玲, 等. 耳保健操对听力下降老年人听力的影响 [J]. 中华护理杂志, 2016, 51（4）: 449-453.

[57] 刘浩, 李燕. 西医常规疗法结合中医护肝保健操治疗慢性乙型肝炎后肝纤维化临床研究 [J]. 上海中医药杂志, 2015, 49（1）: 37-39.

[58] 刘蓬. 中医耳鼻咽喉科学 [M]. 北京: 中国中医药出版社, 2017: 54.

[59] 李汐, 杨必安, 黄作阵. 《黄帝内经》痈疽文献探析 [J]. 中医学报, 2021, 36（5）: 1116-1119.

[60] 李宁, 罗汉文, 涂泽松, 等. 血必净联合利伐沙班对髋关节置换术后静脉血栓形成及炎症因子的影响 [J]. 血栓与止血学, 2017, 23（5）: 762-765.

[61] 李满意, 刘红艳, 陈传榜, 等. 类风湿关节炎的中医证治 [J]. 风湿病与关节炎, 2020, 9（7）: 52-56.

[62] 江远, 袁东凯, 徐嘉兰, 等. 王氏养生法对非酒精性脂肪性肝病患者肝功能及体脂分布的影响 [J]. 中西医结合肝病杂志, 2022, 32（3）: 214-216.

[63] 葛继荣，王和鸣，郑洪新，等.中医药防治原发性骨质疏松症专家共识[J].中国骨质疏松杂志，2020，26（12）：1717-1725.

[64] 董月秋，吴文笛，张国琼，等.中医外治法治疗功能性便秘研究进展[J].实用中医药杂志，2023，39（1）：190-192.

[65] 董东梅，常诚.健忘中医论治探讨[J].辽宁中医杂志，2017，44（5）：945-946.

[66] 东琨，王新军.推拿治疗功能性便秘的研究现况[J].新疆中医药，2021，39（2）：112-114.

[67] 崔小琴，王怡杰，马雪萍，等.基于CiteSpace对我国近10年推拿治疗便秘的可视化分析[J].中国现代医生，2022，60（24）：58-63.

[68] 丛绮瑞，吴恩，曹月姣，等.改良八式坐式太极拳对化疗期间肺癌患者健康相关生活质量的研究[J].中国康复，2021，36（9）：532-537.

[69] 陈轶强，黄志俭，曾明亮.中医辨证治疗在胁痛患者中的效果观察[J].中外医学研究，2020，18（14）：32-34.

[70] 陈仙萍，陈丽波，邱晔.经络拍打结合手指操改善精神分裂症患者社会功能的研究[J].浙江中医杂志，2017，52（8）：598.

[71] 沈林亚，谷成晓，杨艳，等.筋骨养身操结合中药熏蒸辅助治疗膝骨性关节炎的临床研究[J].护理与康复，2021，20（5）：62-65.

[72] 常志方，安红军.盆腔炎性疾病行盆腔保健操运动联合中医辨证施护效果观察[J].实用中医药杂志，2020，36（6）：816-817.

[73] 安国俊，张起.中医药治疗骨质疏松症研究进展[J].光明中医，2023，38（18）：3662-3666.

# 相关经络腧穴定位及功效主治

| 经脉 | | 穴位 | 定位 | 功效与主治 |
|---|---|---|---|---|
| 手三阴 | 手太阴肺经 | 中府 | 位于胸前壁外上方，以取穴者自身拇指指间关节宽度为1寸，在前正中线旁开6寸，平第1肋间隙处。 | 止咳平喘，清肺化痰。主治咳嗽、气喘、胸痛等肺部病证。 |
| | | 云门 | 位于胸部，锁骨下窝凹陷中，肩胛骨喙突内缘，前正中线旁开6寸。 | 宣肺止咳，泄热除烦，化痰散结。主治咳嗽、气喘、胸痛、肩背痛。 |
| | | 尺泽 | 位于肘横纹上，肱二头肌腱桡侧凹陷处，需微屈肘取穴。 | 宣肺止咳，平喘理气。清热和胃，通络止痛。主治咳嗽、咯血、胸中胀满、咽喉肿痛、肘臂挛痛、小儿惊风。 |
| | | 孔最 | 位于前臂掌面桡侧，是手太阴肺经的郄穴，在尺泽与太渊连线上，腕横纹上7寸处。 | 清泄肺热，凉血止血。清热利咽，润肺止血。主治头痛、咳嗽、咯血、痔疮、肺结核、咽喉肿痛、肘臂挛痛。 |
| | | 列缺 | 位于前臂桡侧缘，桡骨茎突上方，腕横纹上1.5寸，处于肱桡肌与拇长展肌腱之间。 | 宣肺解表，通经活络，通调任脉。主治咳嗽、气喘、头痛、尿血。 |
| | | 太渊 | 手掌心朝上，在腕横纹桡侧，当大拇指立起时，有大筋竖起，筋内侧凹陷处即为太渊穴。 | 理血通脉，宣肺平喘，清泄胃热。主治咳嗽、气喘、无脉症、腕臂痛。 |

| 经脉 | | 穴位 | 定位 | 功效与主治 |
|---|---|---|---|---|
| 手三阴 | 手太阴肺经 | 鱼际 | 位于拇指第一掌指关节后凹陷处，约在第一掌骨中点桡侧的赤白肉际处。 | 清肺泄热，利咽止痛。主治咳嗽、咯血、咽干、咽喉肿痛、乳痈、掌中热。 |
| | | 少商 | 位于手拇指末节桡侧，距指甲角0.1寸。 | 清热利咽，开窍醒神。主治咽喉肿痛、中风昏迷、中暑呕吐、小儿惊厥、癫狂、咳嗽、鼻衄。 |
| | 手厥阴心包经 | 曲泽 | 位于肘横纹中，肱二头肌腱的尺侧缘。 | 散热降浊。主治心痛、心悸等心脏病证；胃痛、呕吐、泄泻等急性胃肠病；肘臂挛痛；热病。 |
| | | 内关 | 位于前臂掌侧，在曲泽与大陵连线上，腕横纹上2寸，处于掌长肌腱与桡侧腕屈肌腱之间。 | 宁心安神，理气止痛。主治心绞痛、心律不齐、胃炎、癔症。 |
| | | 大陵 | 位于腕掌横纹的中点处，在掌长肌腱与桡侧腕屈肌腱之间。 | 宁心安神，和营通络，宽胸和胃。主治心痛、惊悸、胃痛、呕逆、吐血、胸胁痛、癫狂、痫症、腕关节痛。 |
| | | 劳宫 | 位于手掌心，在第2、第3掌骨之间，偏向第3掌骨，握拳屈指时中指尖所指处。 | 清心泄热，醒神开窍，消肿止痒。主治昏迷、晕厥、中暑、呕吐、心痛、癫狂、痫症、口舌生疮、口臭、鹅掌风。 |
| | 手少阴心经 | 少海 | 位于肘横纹内侧端与肱骨内上髁连线的中点处。 | 理气通络，益心安神，降浊升清。主治心痛、癔症等心与神志病；肘臂挛痛、臂麻手颤；头项痛、腋胁痛、瘰疬。 |
| | | 通里 | 位于前臂前屈状态下，腕掌侧远端横纹上1寸，尺侧腕屈肌腱的桡侧缘。 | 宁心安神，通经活络。主治心悸、怔忡、舌强不语。 |
| | | 神门 | 位于腕部，腕掌侧横纹尺侧端，尺侧腕屈肌腱的桡侧凹陷处。 | 宁心安神，清心调气，疏风清热。主治心病、心烦、惊悸、怔忡、健忘、失眠、癫狂、胸胁痛。 |

| 经脉 | | 穴位 | 定位 | 功效与主治 |
|---|---|---|---|---|
| 手三阳 | 手阳明大肠经 | 合谷 | 位于手背，第一、第二掌骨间，第二掌骨桡侧的中点处。 | 宣泄气中之热，升清降浊，通络镇痛，宣通气血。主治头痛、齿痛、目赤肿痛、咽喉肿痛、失音、口眼㖞斜、半身不遂、鼻衄、中风口噤。 |
| | | 阳溪 | 位于腕区，腕背侧远端横纹桡侧，桡骨茎突远端，解剖学"鼻烟窝"凹陷中。 | 清热解毒，安神定志，平肝潜阳，通利关节，舒经活络。主治手腕痛、癫痫、头痛、目赤肿痛、耳聋、耳鸣等头面五官疾患。 |
| | | 手三里 | 位于前臂背面桡侧，在阳溪与曲池连线上，肘横纹下2寸。 | 疏经通络，清肠利腑。主治肘臂疼痛、上肢瘫痪麻木、腹痛、腹泻、腹胀、齿痛、失音。 |
| | | 曲池 | 位于肘横纹外端与肱骨外上髁连线的中点。 | 通里达表，清热化痰，调和气血，疏经通络。主治热病、半身不遂、风疹、手臂肿痛无力、咽喉肿痛、齿痛、目赤痛、腹痛吐泻、痢疾、高血压、瘰疬、癫狂。 |
| | | 手五里 | 在臂外侧，曲池与肩髃连线上，曲池上3寸处。屈肘时，在臂外侧沿曲池与肩髃连线向上量3寸处取穴。 | 通经散瘀止痛。主治咳嗽、咳血、心下胀满、中风偏瘫、肘臂疼痛挛急、寒热疟疾、身黄嗜卧、瘰疬。 |
| | | 臂臑 | 在臂外侧，三角肌止点处，位于曲池穴与肩髃穴连线上，曲池穴上7寸处。 | 通经活络，理气消痰，清热明目。主治运动系统疾病，如上肢瘫痪或疼痛、肩周炎、颅顶肌肉痉挛；眼病，颈淋巴结核，头痛。 |
| | | 肩髃 | 位于肩部，三角肌上，当臂外展或向前平伸时，肩峰前下方凹陷处。 | 清热祛风，通利关节，理气化痰。主治肩臂疼痛、半身不遂、手臂挛急、瘾疹、瘰疬。 |
| | 手少阳三焦经 | 肩髎 | 在肩部，肩髃穴后方，当臂外展时，肩峰后下方呈现凹陷处。 | 清热祛风，通利关节，理气化痰。主治肩臂疼痛、半身不遂、手臂挛急、瘾疹、瘰疬。 |
| | | 天牖 | 位于颈部，横平下颌角，在胸锁乳突肌的后缘凹陷中，处于胸锁乳突肌止部后缘。 | 清头明目，活络利耳。主治头面五官疾患、瘰疬、肩背痛。 |

续表

| 经脉 | | 穴位 | 定位 | 功效与主治 |
|---|---|---|---|---|
| 手三阳 | 手少阳三焦经 | 翳风 | 位于颈部，耳垂后方，乳突下端前方凹陷中。 | 益气补阳，聪耳明目，疏风通络。主治面瘫、口喑、腮腺炎、下颌关节炎、脱臼、牙床急痛、耳聋、耳鸣、中耳炎、瘰疬。 |
| | | 耳门 | 位于面部，在耳屏上切迹的前方，下颌骨髁状突后缘，张口时出现凹陷处。 | 开耳窍，疏邪热。主治耳鸣、耳聋、喑哑、齿痛、眩晕。 |
| | 手太阳小肠经 | 后溪 | 微握拳时，位于第5指掌关节后尺侧的远侧掌横纹头赤白肉际处，具体在小指尺侧，第5掌骨小头后方，当小指展肌起点外缘。 | 清心解郁，清热截虐，散风舒筋。主治头痛、目赤、耳聋、腰背疼痛、癫痫。 |
| | | 天宗 | 在肩胛区，位于肩胛冈中点与肩胛骨下角连线上，上1/3与下2/3交点凹陷中。 | 生发阳气。主治肩胛疼痛、肩背部损伤等局部病证；气喘；乳腺疾病。 |
| | | 听宫 | 位于面部，耳屏前，下颌骨髁状突的后方，张口时呈凹陷处。 | 宣耳窍，宁神志。主治耳聋、耳鸣、聤耳、耳齿痛、喑哑、癫狂。 |
| 足三阴 | 足太阴脾经 | 公孙 | 位于足内侧缘，在第1跖骨基底的前下方，赤白肉际处。 | 健脾益胃，通调经脉。主治胃痛、呕吐、肠鸣、腹痛。 |
| | | 三阴交 | 位于小腿内侧，足内踝尖上3寸，胫骨内侧缘后方。 | 活血调经，益气健脾，培补肝肾，安神助眠。主治肠鸣泄泻、腹胀、食不化、月经不调、崩漏、赤白带下、阴挺、经闭、痛经、难产、产后血晕、恶露不尽、遗精、阳痿、早泄、阴茎痛、疝气、水肿、小便不利、遗尿、足痿痹痛、脚气、失眠、湿疹、荨麻疹、高血压、神经性皮炎、不孕。 |

| 经脉 | | 穴位 | 定位 | 功效与主治 |
|---|---|---|---|---|
| 足三阴 | 足太阴脾经 | 漏谷 | 位于小腿内侧，在内踝尖与阴陵泉连线上，距内踝尖6寸。 | 健脾消肿，渗湿利尿。主治各种脾胃不和。 |
| | | 地机 | 位于小腿内侧，在内踝尖与阴陵泉连线上，阴陵泉下3寸。 | 健脾渗湿，调经止带。主治腹痛、腹胀、食欲缺乏。 |
| | | 阴陵泉 | 位于小腿内侧，胫骨内侧髁下缘与胫骨内侧缘之间的凹陷中，在胫骨后缘与腓肠肌之间，比目鱼肌起点上。 | 清热利湿，健脾理气，益肾调经，通经活络。主治腹胀、水肿、小便不利或失禁、阴茎痛、妇人阴痛、遗精、膝痛、黄疸。 |
| | | 血海 | 在大腿内侧，髌底内侧端上2寸，当股四头肌内侧头的隆起处，需屈膝取穴。 | 健脾化湿，养血活血，调经统血。主治月经不调、经闭、暴崩、漏下恶血。 |
| | | 腹结 | 位于下腹部，大横下1.3寸，距前正中线4寸。 | 温脾止泻，镇痛止咳，调脾胃气机，促肠腑蠕动。主治腹痛、腹泻。 |
| | | 大横 | 位于腹中部，脐中旁开4寸。 | 理气止痛，通调腑气。主治腹痛、腹泻、便秘等胃肠病证。 |
| | | 大包 | 位于侧胸部，腋中线上，第六肋间隙处。 | 疏肝利胁，强身利节。主治胸胁胀满、咳嗽、气喘、胁肋痛、全身疼痛、四肢无力。 |
| | 足厥阴肝经 | 大敦 | 位于足趾，大趾末节外侧，趾甲根角侧后方0.1寸。 | 苏厥醒神，清利湿热，理气调肝。主治疝气、少腹痛；遗尿、癃闭、五淋、尿血等泌尿系统病证；月经不调、崩漏、阴缩、阴中痛、阴挺等月经病及前阴病证；癫痫、善寐。 |
| | | 行间 | 位于足背侧，第1、第2趾间，趾蹼缘的后方赤白肉际处。 | 清泻肝火，疏肝理气，息风潜阳。主治头痛、目眩、目赤肿痛、青盲、胁痛、疝气、小便不利、崩漏、癫痫、月经不调、痛经、带下、中风。 |

| 经脉 | | 穴位 | 定位 | 功效与主治 |
|---|---|---|---|---|
| 足三阴 | 足厥阴肝经 | 太冲 | 位于足背，第1、第2跖骨间，跖骨结合部前方凹陷中，或可触及动脉搏动处。 | 平肝息风，清热利湿，通络止痛。主治中风、月经不调、痛经、黄疸、癃闭、头痛、眩晕、目赤肿痛、口喎、胁痛、遗尿、疝气、崩漏、月经不调、癫痫、呃逆、小儿惊风、下肢痿痹。 |
| | | 中封 | 位于足背侧，商丘与解溪连线之间，胫骨前肌腱的内侧凹陷处。 | 疏肝利胆，通经活络。主治疝气、遗精、小便不利、腹痛、内踝肿痛。 |
| | | 中都 | 位于小腿内侧，足内踝尖上7寸，胫骨内侧面的中央。 | 疏理肝气，消肿止痛，调经通络，升清降浊。主治疝气、崩漏、腹痛、泄泻、恶露不尽。 |
| | | 膝关 | 在足小腿内侧，胫骨内上髁的后下方，阴陵泉后1寸，腓肠肌内侧头的上部。 | 散寒除湿，通关利节。主治膝部肿痛，下肢痿痹。 |
| | | 曲泉 | 位于膝内侧，屈膝时，在腘横纹内侧端，股骨内侧髁后缘，半腱肌与半膜肌上端前缘凹陷处。 | 清利湿热，通调下焦，可以起到补肾的效果。主治腹痛、小便不利、遗精、阴痒、膝痛、月经不调、痛经、带下。 |
| | | 足五里 | 位于人体大腿内侧，气冲穴直下3寸，在大腿根部，耻骨结节的下方，长收肌的外缘。 | 固化脾土，除湿降浊。主治小腹痛、小便不通、阴挺、睾丸肿痛、嗜卧、瘰疬。 |
| | | 章门 | 位于侧腹部，第十一肋游离端的下方。 | 疏肝健脾，理气散结。主治腹痛、腹胀、泄泻、胁痛、痞块。 |
| | | 期门 | 位于胸部，乳头直下，第六肋间隙，前正中线旁开4寸。 | 健脾理气，疏肝止痛。主治胸胁胀痛、腹胀、呕吐、乳痈。 |

| 经脉 | | 穴位 | 定位 | 功效与主治 |
|---|---|---|---|---|
| 足三阴 | 足少阴肾经 | 涌泉 | 位于足底部，蜷足时足前部凹陷处，约当足底第2、第3趾趾缝纹头端与足跟连线的前1/3与后2/3交点上。 | 开窍，泄热，降逆。主治大便难、小便不利、奔豚气等。 |
| | | 太溪 | 位于足踝区，内踝尖与跟腱之间的凹陷处。 | 强健腰膝，滋阴补肾，调理冲任。主治肾虚证、五官病证、肺系疾患等。 |
| | | 照海 | 位于踝区，内踝尖下1寸，内踝下缘边际凹陷中。 | 滋阴益肾，安神定志，通调二便。主治神志病证、五官热性病证。 |
| | | 复溜 | 位于小腿内侧，太溪穴直上2寸，跟腱的前方。 | 通筋络，调气血，补肾益阴，温阳利水，通调水道。主治泄泻、肠鸣、水肿、腹胀、腿肿、足痿、盗汗、身热无汗、腰脊强痛。 |
| | | 筑宾 | 位于小腿内侧，在太溪与阴谷连线上，太溪上5寸，腓肠肌肌腹的内下方。 | 泻火除烦，宁心安神，理气化痰，活血祛湿。主治癫狂、痫证、呕吐、疝气、小腿内侧痛。 |
| | | 阴谷 | 位于膝后区，腘横纹上，半腱肌肌腱外侧缘。 | 除降浊气，理下焦，宁神志，益肾。主治阳痿、疝气、月经不调、崩漏、小便难、阴中痛、癫狂、膝股内侧痛。 |
| | | 俞府 | 位于锁骨下缘，前正中线旁开2寸。 | 止咳平喘，和胃降逆。主治咳嗽、气喘、胸痛、呕吐、不嗜食。 |
| 足三阳 | 足阳明胃经 | 承泣 | 位于面部，瞳孔直下，眼球与眶下缘之间。 | 疏通经脉，减轻眼肌紧张和疲劳。主治眼睑瞤动、目赤肿痛、夜盲、口眼㖞斜、迎风流泪。 |
| | | 四白 | 位于面部，瞳孔直下，眶下孔凹陷处。 | 清热解毒，祛风明目，通经活络，散风明目。主治目赤痛痒、目翳、眼睑动、迎风流泪、头面疼痛、口眼㖞斜。 |

| 经脉 | 穴位 | 定位 | 功效与主治 |
|---|---|---|---|
| 足三阳 | 足阳明胃经 | **巨髎** 位于面部，瞳孔直下，平鼻翼下缘处，在鼻唇沟外侧，此处布有面神经及眶下神经的分支，面动、静脉及眶下动、静脉的分支。 | 清热息风，明目退翳。主治面神经麻痹、三叉神经痛、牙痛、鼻炎。 |
| | | **地仓** 位于面部，口角外侧，上直瞳孔。 | 舒筋活络，活血化瘀。主治口眼㖞斜、流涎、齿痛、颊肿及面神经麻痹、三叉神经痛等。 |
| | | **大迎** 位于下颌角前方咬肌附着部前缘，当面动脉搏动处，布有面神经及颊神经，前方有面动、静脉通过。 | 祛风通络，消肿止痛。主治面神经麻痹、腮腺炎、三叉神经痛、牙痛。 |
| | | **颊车** 位于面颊部，下颌角前上方，耳下大约一横指处，咀嚼时肌肉隆起时出现的凹陷处，左右各一。 | 祛风清热，开关通络。主治牙痛、面神经麻痹、腮腺炎、下颌关节炎。 |
| | | **下关** 位于面部，在颧骨下缘中央与下颌切迹之间的凹陷中。 | 清热疏风，通利关窍。主治耳聋、耳鸣、聤耳、牙痛、口噤、口眼㖞斜、面痛、三叉神经痛、面神经麻痹、下颌疼痛、牙关紧闭、张嘴困难、颞颌关节炎。 |
| | | **人迎** 位于颈部，喉结旁开1.5寸，胸锁乳突肌的前缘，颈总动脉搏动处。 | 宽胸定喘，散结清热。主治咽喉肿痛、瘰疬、瘿气、高血压。 |
| | | **水突** 位于颈部，胸锁乳突肌的前缘，当人迎与气舍连线的中点。 | 平喘利咽，理气化痰。主治咽喉肿痛、咳嗽、气喘。 |
| | | **缺盆** 位于锁骨上窝中央，胸正中线旁开4寸处。 | 宣散外邪，止咳定喘。主治咳嗽、气喘、缺盆中痛、胸部满闷、喉痹、瘰疬、瘤。 |
| | | **天枢** 位于腹中部，脐中旁开2寸，为大肠募穴。 | 调理肠腑，升降气机。主治腹痛、腹胀、便秘、腹泻等胃肠病证。 |

续表

| 经脉 | | 穴位 | 定位 | 功效与主治 |
|---|---|---|---|---|
| 足三阳 | 足阳明胃经 | 髀关 | 位于大腿前面，在髂前上棘与髌底外侧端的连线上，屈髋时，平会阴，居缝匠肌外侧凹陷处。 | 健脾除湿，固化脾土。主治腰及下肢病证，配伏兔治痿痹。 |
| | | 伏兔 | 位于大腿前面，在髂前上棘与髌底外侧端的连线上，髌底上6寸。 | 散寒化湿，疏通经脉。主治经脉气血运行不畅之病证，如腰股麻木、下肢不遂。 |
| | | 梁丘 | 位于股前区，在髂前上棘与髌底外侧端的连线上，髌底上2寸。 | 通经利节，理气止痛，活血行气，温经通络。主治肠炎、腹泻、膝关节痛、下肢痿痹。 |
| | | 足三里 | 位于小腿前外侧，犊鼻下3寸，距胫骨前缘一横指。 | 健脾和胃，调中理气，导滞通络，强壮身体。主治胃痛、呕吐、腹胀、腹泻、痢疾、便秘等胃肠病证及下肢痿软乏力、水肿、痿痹等肢体病证。 |
| | | 上巨虚 | 位于小腿前外侧，犊鼻下6寸，距胫骨前缘一横指。 | 调理肠胃，舒筋活络。主治便血、慢性结肠炎、泄泻、肠梗阻、腹胀。 |
| | | 条口 | 位于小腿前外侧，犊鼻下8寸，距胫骨前缘一横指（中指）。 | 舒筋活络，调气活血。主治肩臂不得举、下肢冷痹、脘腹疼痛、跗肿、转筋。 |
| | | 下巨虚 | 位于小腿前外侧，犊鼻下9寸，距胫骨前缘一横指。 | 理气通腑，宁神镇惊。主治小肠诸疾。 |
| | | 丰隆 | 位于外踝尖上8寸，距胫骨前缘二横指。 | 疏经活络，化痰宁神，健脾和胃。主治下肢痿痹。 |
| | | 解溪 | 位于足背与小腿交界处的横纹中央凹陷处，在姆长伸肌腱与趾长伸肌腱之间。 | 清胃降逆，镇惊安神。主治下肢痿痹、踝关节病，以及腹胀、便秘等。 |

| 经脉 | | 穴位 | 定位 | 功效与主治 |
|---|---|---|---|---|
| 足三阳 | 足少阳胆经 | 听会 | 位于面部，在耳屏间切迹的前方，下颌骨髁状突的后缘，张口时出现凹陷处。 | 开耳窍，疏风热。主治耳及面颊等疾患。如耳鸣、耳聋、聤耳、耳底痛、眩晕、口噤、喑哑、齿痛、腮肿、口眼㖞斜等。 |
| | | 上关 | 位于耳前，下关穴直上，当颧弓上缘的凹陷处。 | 升清降浊。主治神经性耳鸣(耳聋)、中耳炎、面神经麻痹、三叉神经痛等病证。 |
| | | 阳白 | 目正视，位于瞳孔直上，眉上1寸，在额肌中，有额动、静脉，布有额神经外侧支。 | 生气壮阳。主治目赤肿痛、眼睑下垂、口眼㖞斜、头痛等头目疾患。 |
| | | 阳陵泉 | 位于小腿外侧，腓骨小头前下方凹陷处。 | 舒筋脉，清胆热，祛腿膝风邪，疏经脉，祛湿滞。主治半身不遂。 |
| | | 风池 | 位于胸锁乳突肌与斜方肌上端之间的凹陷中。 | 壮阳益气。主治头痛、眩晕、目赤肿痛、鼻渊、鼻衄、耳鸣、耳聋、颈项强痛、感冒、癫痫、中风、热病、疟疾、瘿气。 |
| | | 肩井 | 位于肩上，前直乳中，在大椎穴与肩峰端连线的中点上。 | 祛风清热，活络消肿。主治项强、肩背痛、手臂不举、中风偏瘫、滞产、产后血晕、乳痈、瘰疬及高血压、功能性子宫出血等。 |
| | | 睛明 | 位于目内眦角稍上方凹陷处。 | 泄热明目，祛风通络。主治目赤肿痛、迎风流泪、胬肉攀睛、视物不明、近视、夜盲、目翳。 |
| | | 环跳 | 位于股外侧部，侧卧屈股，当股骨大转子最凸点与骶管裂孔连线的外三分之一与中三分之一交点处。 | 疏肝利胆，疏通经脉，活血止痛。主治腰胯疼痛、半身不遂、下肢痿痹。 |
| | | 风市 | 位于大腿外侧中线上，腘横纹水平线上7寸，在腹外侧肌与股二头肌之间，直立垂手时，中指尖所点处是穴。 | 祛风化湿，通经活络。主治半身不遂、下肢痿痹、遍身瘙痒、脚气。 |

续表

| 经脉 | 穴位 | 定位 | 功效与主治 |
|---|---|---|---|
| 足三阳 | 足太阳膀胱经 | | |
| | 肾俞 | 位于腰部，第2腰椎棘突下，旁开1.5寸。 | 止痛，利尿，排石，益精补肾。主治遗精、阳痿、早泄、不孕、不育、遗尿、月经不调、白带、腰背酸痛、头昏、耳鸣、耳聋、小便不利、水肿、咳喘少气。 |
| | 次髎 | 位于髂后上棘与后正中线之间，适对第2骶后孔。 | 补益下焦，强腰利湿。主治月经不调、痛经等。 |
| | 委中 | 位于膝后区，腘横纹中点，在股二头肌腱与半腱肌腱的中间。 | 舒筋通络，散瘀活血，清热解毒。主治腰及下肢病证、腹痛、急性吐泻、小便不利、遗尿、丹毒。 |
| | 承山 | 位于小腿后面正中，委中与昆仑之间，当伸直小腿或足跟上提时，腓肠肌肌腹下出现尖角凹陷处。 | 舒筋活络，清热通肠，运化水湿，固化脾土。主治腰背痛、小腿转筋、痔疾、便秘、腹痛、疝气。 |
| | 肝俞 | 位于背部，第9胸椎棘突下，旁开1.5寸。 | 疏肝理气，养血明目，潜阳息风。主治黄疸、胁痛、吐血、目赤、目视不明、眩晕、夜盲、癫狂、痫证、背痛。 |
| | 脾俞 | 位于背部，第11胸椎棘突下，旁开1.5寸。 | 健脾祛湿，益气和中。主治腹胀、泄泻、呕吐、胃痛、消化不良、水肿、背痛、黄疸。 |
| | 胃俞 | 位于背部，第12胸椎棘突下，旁开1.5寸。 | 理气和胃，化湿消滞。主治胃脘痛、腹胀、呕吐、完谷不化、肠鸣、胸胁痛。 |
| | 天柱 | 位于颈后区，横平第2颈椎棘突上际，斜方肌外缘凹陷中。 | 疏风解表，利鼻止痛。主治痹证、鼻塞、目痛、癫狂痫等。 |

| 经脉 | | 穴位 | 定位 | 功效与主治 |
|---|---|---|---|---|
| 奇经八脉 | 任脉 | 中极 | 位于下腹部，脐中下4寸，前正中线上。 | 温肾助阳，调经止带。主治小便不利、遗尿、疝气、遗精、阳痿、月经不调、崩漏、带下、阴挺、不孕。 |
| | | 关元 | 位于下腹部，前正中线上，当脐下3寸。 | 补肾培元，温阳固脱，导赤通淋。主治中风脱症、虚痨羸瘦、肾虚气喘、遗精、遗尿、小便频数、尿闭、泄泻、腹痛、阳痿、疝气、月经不调、带下、不孕。 |
| | | 气海 | 位于下腹部，前正中线上，当脐下1.5寸。 | 益气助阳，调经固经，调理下焦，培元固本。主治虚脱、厥逆、腹痛、泄泻、便秘、遗尿、疝气、遗精、阳痿、月经不调、经闭、崩漏、虚脱、形体羸瘦。 |
| | | 神阙 | 位于腹中部，脐中央。 | 培元固本，回阳救脱，和胃理肠。主治腹痛、泄泻、脱肛、水肿、虚脱。 |
| | | 下脘 | 位于上腹部，前正中线上，当脐中上2寸。 | 健脾和胃，降逆止吐。主治腹痛、腹胀、便秘、腹泻等胃肠病证。 |
| | | 中脘 | 位于上腹部，前正中线上，当脐上4寸。 | 和胃健脾，通降腑气。健脾和胃，消食和中。主治胃痛、腹胀、呃逆、泄泻、腹痛、食欲不振。 |
| | | 膻中 | 位于前正中线，平第4肋间，两乳头连线的中点。 | 利上焦，宽胸膈，降气通络。主治气喘、噎膈、胸痛、乳汁少、心悸、心烦。 |
| | | 天突 | 位于颈部，当前正中线上，胸骨上窝中央。 | 宽胸理气，通利气道，降痰宣肺。主治咳嗽、气喘、胸痛、咽喉肿痛、暴喑、瘿气、梅核气、噎膈。 |
| | 督脉 | 腰俞 | 位于骶部，当后正中线上，适对骶管裂孔处。 | 通经活络，通调二便。主治腰脊强痛、下肢痿痹、足冷麻木。 |
| | | 命门 | 位于第2腰椎棘突部。 | 强肾壮阳。主治遗精、阳痿、带下、遗尿、尿频、月经不调、泄泻、腰脊强痛、手足逆冷。 |

| 经脉 | | 穴位 | 定位 | 功效与主治 |
|---|---|---|---|---|
| 奇经八脉 | 督脉 | 大椎 | 位于后背正中线上，第7颈椎棘突下凹陷中。 | 清热解表，截疟止痫。主治发热、疟疾、中暑、感冒、癫狂、癫痫、骨蒸潮热、盗汗、咳喘、脊背强急、项强及肺结核、支气管炎等。 |
| | | 哑门 | 位于项部，当后发际正中直上0.5寸，第1颈椎下。 | 疏风通络，开窍醒脑。主治暴喑、中风、舌强不语。 |
| | | 风府 | 后发际正中直上1寸，两斜方肌之间的凹陷中。 | 清热散风，通关开窍。主治头痛、项强、眩晕、鼻衄、咽喉、肿痛、中风不语、半身不遂、癫狂。 |
| | | 百会 | 位于头部，前发际正中直上5寸。 | 开窍醒脑，回阳固脱。主治头痛、目眩、鼻塞、耳鸣、中风、失语、脱肛、阴挺、久泻久痢等。 |
| | 经外奇穴 | 腰眼 | 位于腰部，第4腰椎棘突下，旁开约3.5寸凹陷处。 | 强腰健肾。主治劳瘵、腰痛。 |
| | | 四神聪 | 在头顶，百会穴前、后、左、右各旁开1寸处，共计4穴。 | 清利头目，醒脑开窍。主治癫狂、痫证、中风、偏瘫、健忘、失眠、头痛、眩晕、大脑发育不全、脑积水、头顶疼痛等。 |
| | | 八邪 | 位于手指背侧，微握拳，第1、5指间，指蹼缘后方赤白肉际处，左右各4穴，共8穴。 | 清热解毒，通络止痛。主治局部病证，如手背肿痛、手指麻木、手指关节疾患；头项五官病证，如头痛、项痛、咽痛、目痛、牙痛；还可用于烦热、疟疾、毒蛇咬伤等。 |
| | | 十宣 | 位于双手十指尖端，距指甲游离缘0.1寸处，左右各5穴，共10穴。 | 清热开窍醒神。主治失眠、中暑、高血压等疾病。 |
| | | 天门 | 从小儿两眉头之间向上直推至额上前发际处。 | 疏风解表，开窍醒神，镇惊安神。主治外感发热、头痛。 |
| | | 坎宫 | 自眉头起，沿眉向眉梢成一横线处。 | 疏风解表，醒脑明目，止头痛。主治外感发热、头痛。 |
| | | 太阳 | 位于头部，眉梢与目外眦之间，向后约一横指的凹陷中。 | 疏风解表，清热明目，止头痛。主治外感发热、头痛。 |

| 经脉 | 穴位 | 定位 | 功效与主治 |
|---|---|---|---|
| 经外奇穴 | 耳后高骨 | 位于耳后入发际，乳突后缘下陷处，即双侧耳后入发际高骨下凹陷处。 | 祛风解表，镇惊安神。主治感冒头痛、神昏烦躁。 |
| | 鱼腰 | 位于额部，瞳孔直上，眉毛之中。 | 疏风清热，明目通络，消肿祛翳。主治眉棱骨痛、眼睑动、眼睑下垂、目赤肿痛、口眼㖞斜、目翳。 |
| | 耳垂 | 位于耳垂前方中点处。 | 清热解毒，消肿止痛，疏通气血，祛瘀生新。主治锁口疔、急性结膜炎、麦粒肿、近视。 |
| 耳穴 | 枕穴 | 位于对耳屏外侧面后部，对应对耳屏3区。 | 清热解表，降逆缓急，升清利窍，止痛安神。主治感冒、头痛、水痘、气管炎、哮喘、恶心、呕吐、癫症、精神分裂症、抽搐、角弓反张、牙关紧闭、颈项强直、神经衰弱、失眠、多梦、膀胱炎、手术后炎症、皮肤病、晕车、晕船、腰部麻醉后疼痛、外科术后疼痛、老花眼等。 |
| | 快活穴 | 位于与身心穴相对应的耳背部位。 | 宽胸理气，调畅情志。主治神经衰弱、情绪不稳定、忧郁、焦虑不安、神经敏感、易紧张或身体倦怠无力，常与身心穴合用加强疗效。 |
| | 身心穴 | 位于耳垂7区中点处。 | 益心安神，调畅情志。主治情绪变化，如忧郁、焦虑不安、神经敏感、紧张。 |
| | 皮质下 | 位于对耳屏内侧面，与额点相对，在内分泌穴旁、卵巢穴与平喘穴中间的对应点，对耳屏边缘下1/3内侧面中点处，即对耳屏4区。 | 益心安神，缓急止痛，升清利窍。主治痛症、间日疟、神经衰弱。 |
| | 心穴 | 位于耳甲腔正中凹陷处，对应耳甲15区。 | 养血生脉，益心安神，通络止痛。主治心力衰竭、高血压、喉炎、舌炎、神经衰落、癔症等。 |

| 经脉 | 穴位 | 定位 | 功效与主治 |
|------|------|------|------------|
| 耳穴 | 肝穴 | 位于耳甲艇后下部，胃反射区与十二指肠反射区后方，胰腺点穴至外腹穴连线的中点处，对应耳甲12区。 | 清热解毒，养血柔肝，缓急止痛。主治肝郁胁痛、月经不调、高血压、目视不明、慢性肝炎。 |
| | 神门穴 | 位于三角窝内，三角窝后1/3上部，对耳轮上、下脚分叉处稍上方。 | 宁心安神，解痉止痛，消炎止痒，镇咳平喘。主治心病、心烦、惊悸、怔忡、健忘、失眠、癫狂痫、胸胁痛。 |